RECHERCHES

SUR LA

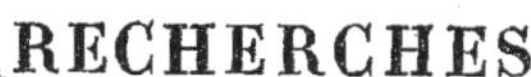

PLEURÉSIE CHRONIQUE.

Paris. — BIGNOUX, Imprimeur de la Faculté de Médecine, rue Monsieur-le-Prince, 29 *bis*.

RECHERCHES

SUR LA

PLEURÉSIE CHRONIQUE,

Par N. OULMONT,

DOCTEUR EN MÉDECINE,

Interne des hôpitaux civils de Paris, Lauréat des hôpitaux (Médaille d'or des Internes, 1843),
Membre de la Société anatomique et de la Société médicale d'Observation,
ancien Aide de Clinique et Lauréat de la Faculté de Médecine de Strasbourg.

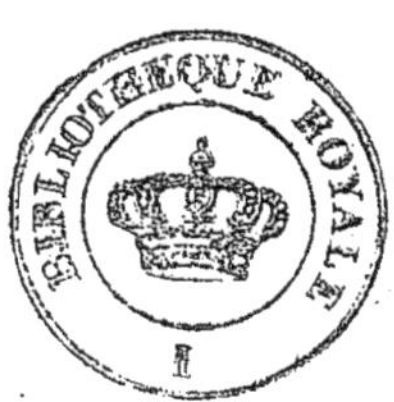

PARIS.

ANCIENNE MAISON BÉCHET JEUNE,
LABÉ, SUCCESSEUR, LIBRAIRE DE LA FACULTÉ DE MÉDECINE,
place de l'École-de-Médecine, 4.

—

1844

A M. LE PROFESSEUR VELPEAU,

Membre de l'Institut (Académie des Sciences) et de l'Académie royale de Médecine,
Chirurgien de l'hôpital de la Charité, etc. etc.

A M. MALGAIGNE,

Professeur agrégé à la Faculté de Médecine de Paris,
Chirurgien de l'hôpital Saint-Antoine, etc.

Témoignage d'amitié et de reconnaissance,

Je prie MM. les professeurs CRUVEILHIER et P. DUBOIS, MM. GUERSANT père et CLÉMENT, mes maîtres dans les hôpitaux, d'agréer l'expression de ma gratitude pour le bienveillant intérêt qu'ils m'ont témoigné pendant mon internat.

Je dois également une vive reconnaissance à mes anciens maîtres de la Faculté de Strasbourg, MM. les professeurs BÉGIN et STOLTZ, dont les conseils m'ont été si utiles et qui n'ont pas cessé de me donner des témoignages de leur bienveillance.

RECHERCHES

SUR LA

PLEURÉSIE CHRONIQUE [1].

> Les maladies chroniques sont peut-être, parmi les choses que la médecine considère, celles dont on a le moins avancé la connaissance. C'est peut-être aussi la partie des sciences médicales qui rencontre le plus d'obstacles et de difficultés.
>
> (DUMAS, *Doctrine des maladies chroniques.*)

Dans le cours de recherches entreprises sur l'opération de l'empyème, j'ai été amené à étudier quelques-unes des questions qui se rattachent à la pleurésie chronique. Préoccupé surtout de l'empyème, j'avais d'abord voulu me borner aux seuls points qui me paraissaient jeter quelque lumière sur cette opération si controversée ; mais à mesure que j'avançais dans mon travail, le cadre que je m'étais tracé s'é-

---

(1) Il a été publié, dans ces derniers temps, deux mémoires fort intéressants qui se rapportent à la pleurésie chronique : l'un est de M. Damoiseau (*Recherches sur plusieurs points du diagnostic des épanchements pleurétiques,* dans *Archives générales de médecine,* octobre et décembre 1843), l'autre est de MM. Hughes et Cock (*On paracentesis thoracis,* dans *Guy's hospital reports,* april 1844). Comme plusieurs des résultats obtenus par ces médecins s'accordent parfaitement avec ceux que j'ai obtenus moi-même, je crois nécessaire d'établir, et cela sans avoir l'intention d'élever aucune discussion de priorité, que le mémoire que je publie est extrait d'un long travail sur l'empyème, déposé, le 1er août 1843, à l'administration des hôpitaux, pour le concours des prix de l'internat.

largissait, et bientôt il a dû embrasser toute la maladie. Si cette étude m'a fourni l'occasion de vérifier les belles descriptions données par Laennec et les médecins qui l'ont suivi, elle m'a permis aussi de reconnaître quelques erreurs que l'autorité de grands noms accréditait dans la science. J'ai consigné dans ce mémoire les différents résultats auxquels je suis arrivé.

Je serai forcé de parler d'un grand nombre de points de la pleurésie chronique, mais je ne traiterai pas de tous avec un égal développement. Je ne m'arrêterai avec quelque détail que sur les parties de cette maladie qui sont les moins connues ou les moins bien étudiées ; mais j'insisterai particulièrement sur celles qui ont un rapport direct ou indirect avec l'opération de l'empyème , préparant ainsi les matériaux d'un travail qui fera l'objet d'une publication ultérieure.

En abordant l'étude de la pleurésie chronique, on se trouve arrêté, dès le début, par la difficulté d'en donner une définition précise. Si , dans la plupart des maladies, les caractères tirés de la *durée* et de la *fièvre* offrent des indices suffisants, il n'en est plus de même de la pleurésie chronique. On sait, en effet, que, le plus souvent, l'épanchement ne disparaît que longtemps après la cessation des phénomènes fébriles ; d'un autre côté, il n'est pas rare de voir ces phénomènes fébriles manquer tout à fait, ou ne pas cesser pendant toute la durée de l'épanchement. Comment déterminer, dans ces différents cas , l'époque où la maladie cesse d'être aiguë pour devenir chronique ? Cela est évidemment fort difficile. C'est sans doute pour échapper à cette difficulté que la plupart des auteurs se sont contentés d'accepter le fait de la chronicité sans l'expliquer. Du reste, comme une maladie n'est jamais mieux définie que par ses caractères , j'imiterai cette réserve , et je me bornerai, pour éviter toute confusion, à établir les faits suivants.

J'admets , avec Laennec, qu'il y a trois espèces de pleurésie chronique : 1° celles qui ont ce caractère dès le début ; 2° les pleurésies aiguës passées à l'état chronique ; 3° celles qui sont compliquées de productions organiques.

Ces maladies ont pour caractères propres d'être constituées par un épanchement plus ou moins abondant dans l'une des deux cavités pleurales ; le liquide épanché est de la sérosité floconneuse, purulente ou du pus, et dans tous les cas, compliqué par la présence de fausses membranes. Enfin, cet épanchement, qu'il soit primitif ou consécutif, reste plus ou moins longtemps stationnaire, généralement apyrétique, ou s'accompagne des symptômes de la fièvre hectique.

Je comprends, comme l'on voit, sous le nom de *pleurésie chronique*, non-seulement les pleurésies purulentes, les seules dont les auteurs semblent donner la description, mais encore ces cas d'épanchements séreux ordinairement considérables, persistants, et n'apportant qu'une gêne médiocre dans l'accomplissement des fonctions ; je leur donne ce nom, parce qu'ils ont souvent débuté par un état aigu, et qu'ils sont accompagnés de fausses membranes, caractère anatomique constant de la maladie que je décris.

Si l'analogie qui existe entre les épanchements séreux et les épanchements purulents me semble suffisante pour les rapprocher, je ne crois pas néanmoins qu'il faille les assimiler, et je ne saurais partager l'opinion de MM. Monneret et Fleury, qui réunissent sous le nom d'*hydrothorax* tous les épanchements de la poitrine. Je sais que les symptômes physiques sont à peu près les mêmes dans les deux maladies, qu'il est fort souvent difficile de les distinguer d'après les symptômes généraux ; mais ce ne doit pas être une raison pour les confondre. Nous verrons, en effet, qu'en étudiant attentivement les observations, il est possible d'établir, entre ces deux formes d'épanchements, une série de différences rationnelles plutôt que physiques, et portant sur les symptômes généraux, la marche et la terminaison, différences importantes parce qu'il en résulte des indications opposées. C'est ce qui me détermine à admettre deux formes de pleurésie chronique : l'une avec épanchement séreux, l'autre avec épanchement purulent. Je n'ai pas la prétention de tracer entre ces deux formes des caractères bien précis, je n'ai pu encore recueillir qu'un nombre assez limité d'observations ; mais je crois utile d'insister sur cette distinction, parce que, dans ces derniers temps, on a paru l'oublier, et parce qu'il existe, au moins sous le rapport de la terminaison et de la curabilité, une différence tranchée entre les deux maladies.

CHAPITRE Ier.

ANATOMIE PATHOLOGIQUE.

L'anatomie pathologique de la pleurérie chronique a été parfaitement étudiée par tous les auteurs qui se sont occupés de la question. Il n'y a presque rien à ajouter à ce que Laennec, Delpech, MM. Cruveilhier, Gendrin, ont dit des épanchements et des fausses membranes. Il n'en est pas de même de quelques autres lésions, telles que les perforations pulmonaires et costales, la cicatrisation de la pseudomembrane, etc., et, comme celles-ci sont importantes à connaître pour le but que je me propose, j'en traiterai avec quelque détail. Je ne parlerai des autres que très-succinctement, et seulement autant qu'elles rentreront dans mon sujet.

I. *Épanchement.* — Sur onze malades dont j'ai recueilli l'autopsie, l'épanchement était six fois purulent et cinq fois séreux ou séro-albumineux. Dans les cas d'épanchement purulent, qui tous remontaient à une époque assez éloignée (deux à quatre mois), j'ai trouvé trois fois des tubercules dans les poumons ; dans les autres, il n'y en avait pas de traces. La quantité de liquide épanché était de ½ à 2 et 3 litres. Je ne m'arrêterai pas aux caractères bien connus de ces liquides ; je me bornerai à noter les particularités suivantes : le pus de ces épanchements, examiné au microscope, a offert tous les caractères du pus de bonne nature. Ceux-ci existaient, lors même que le pus était de la for-

— 11 —

mation la plus récente. Ainsi, sur des lapins, chez lesquels je déter-
minais très-facilement une pleurésie par l'injection, dans la plèvre,
de quelques gouttes d'un liquide irritant, on trouvait tous les globules
du pus le plus pur dans l'épanchement, lors même qu'on le recueillait
douze heures après l'injection irritante. J'ai trouvé également des globules de pus dans ces détritus, analogues à de la farine grossière, dont
Laennec avait déjà parlé, et qui se déposent au fond de la cavité pleurale ou dans les replis de la fausse membrane. Dans ces cas, il existait
quelquefois en même temps un amas de fibrilles entre-croisées, qui
renfermaient dans leurs mailles ces globules ou une matière
amorphe.

Je ne dois pas passer sous silence un phénomène fort curieux, que
j'ai eu occasion d'observer chez le malade qui fait le sujet de la
deuxième observation, et chez lequel fut pratiquée l'opération de l'empyème. Le pus, recueilli le jour de l'opération et examiné au microscope,
était exclusivement formé par un grand nombre de granulations petites, du diamètre de 0,06 à 0,07^m; bien distinctes les unes des autres,
et au milieu desquelles n'existait aucune trace de globules. Le pus,
recueilli et examiné le lendemain, avait une apparence toute diffé-
rente. Au milieu d'une grande quantité de globules, parfaitement dis-
tincts et bien formés, on n'apercevait plus qu'un très-petit nombre
de granulations. Ce dernier phénomène a persisté jusqu'à la mort,
et le pus recueilli à l'autopsie offrait exactement les mêmes caractères.

Tous ces faits ont été constatés par M. le professeur Gavarret et par
moi. M. Bérard rapporte deux observations où il ne trouva pas non
plus les globules caractéristiques du pus, et semble attribuer ce phénomène à une altération dans la pyogénie. Sans vouloir juger cette
opinion, je crois plus fondée celle que professe M. Gavarret, à propos
du cas qui nous occupe. Ces granulations qui furent observées le premier jour n'étaient rien autre chose que le premier degré de la formation du pus. Il semble, en effet, que le pus puisse exister primitive-

ment dans l'économie avec toutes les apparences d'un pus de bonne qualité, et n'offrir, sous le microscope, que des granulations. Ce n'est que plus tard, sous une influence quelconque, sans doute celle du travail inflammatoire, que les granulations s'agrègent pour constituer les globules.

J'ajouterai, comme dernier fait se rapportant à l'observation que je viens de citer, que, malgré la présence constante de l'air, qui avait une large entrée dans le foyer, le pus n'a jamais offert d'altération dans sa consistance ou dans son odeur.

II. *Fausses membranes.* — Il existait des fausses membranes dans toutes les observations que j'ai eu occasion de recueillir. Partielles ou générales, j'ai pu, dans leurs dernières phases, vérifier les excellentes descriptions qui ont été données par Laennec et M. Gendrin. Je renvois, pour ces descriptions, aux ouvrages de ces deux auteurs. Les seuls faits qu'il nous importe de reconnaître sont les suivants : la fausse membrane, dans la pleurésie chronique, tapisse généralement la plèvre pariétale et la plèvre pulmonaire, de manière à former une membrane continue. Plus rarement elle est partielle, et dans ces cas, on la trouve plutôt sur la plèvre pulmonaire et diaphragmatique que sur la plèvre costale. Dans les cas où elle est générale, elle offre une disposition intéressante. Elle forme dans la cavité thoracique une véritable poche à parois continues, plus ou moins remplie de liquides. Le poumon, refoulé en dehors, est tapissé par la fausse membrane sur l'une des faces, qui constitue habituellement l'une des parois de cette poche. Il y avait pourtant une exception dans l'un des faits que j'ai observés : c'était dans une pleurésie consécutive à la rupture d'une caverne dans la plèvre. Le poumon, au lieu d'être refoulé et maintenu à la circonférence de la poche pseudomembraneuse, faisait saillie dans son intérieur; mais la fausse membrane se continuait sans interruption de la plèvre costale à la plèvre pulmonaire, de façon à tenir le poumon dehors de la poche de nouvelle formation. Cette disposition kystique de la fausse membrane lui a fait donner par Delpech le nom de *sac pseudo-pleural*, et nous verrons plus tard quel rôle il lui fait jouer dans la guérison de la maladie.

Les caractères de la fausse membrane ont varié dans les cas que j'ai observés, suivant la nature de l'épanchement et la durée de la maladie. Elle était généralement d'une consistance assez grande, dense, d'une épaisseur de 2 à 10 millimètres et plus. Quelquefois elle adhérait entièrement à la plèvre, d'autres fois l'adhérence était moindre, ou même constituée par un tissu cellulaire lâche. Je n'ai trouvé la friabilité et la mollesse que Laennec a notées dans la pleurésie chronique, que lorsque la fausse membrane était de date très-récente. La surface libre du sac pseudo-pleural était plus ou moins unie et lisse, et en contact avec le liquide épanché. Lorsque ce liquide, primitivement abondant, commence à diminuer, cette fausse membrane, pour obéir à l'affaissement des parois thoraciques, subit un plissement assez curieux. Il se forme dans les espaces intercostaux une série de replis plus ou moins réguliers, circonscrivant des enfoncements, qui donnent à ces parties une ressemblance éloignée avec le second estomac des ruminants. Ces replis sont plus marqués vers les points où la courbure de la côte est le plus prononcée, et cessent vers les cartilages des premières fausses côtes. Cette disposition plissée, que je ne fais que mentionner, parce que j'aurai occasion d'y revenir, peut également se rencontrer sur la fausse membrane pulmonaire.

Il serait intéressant de connaître quel est l'ordre de formation des divers produits de l'inflammation de la plèvre. L'anatomie pathologique n'apprend rien à cet égard. Quelques expériences que j'ai faites sur les animaux ne m'ont pas beaucoup plus éclairé. Sur des chiens et des lapins, chez lesquels j'avais déterminé une pleurésie, je trouvais, douze heures après l'injection du liquide irritant, du pus et des fausses membranes. Peut-on dire que le premier phénomène de l'inflammation de la séreuse est l'exsudation d'une sérosité plus ou moins chargée de granulations fibrineuses; que de ces granulations, une partie devient, en se réunissant en fibrilles, les flocons albumineux et la fausse

membrane; tandis que l'autre partie subit la transformation purulente? Cette opinion, que professe M. Gavarret, me semble être confirmée par la plupart des faits que j'aurai occasion de citer.

III *Des rapports du poumon avec le liquide épanché.* — M. Andral
a remarqué avec juste raison l'importance des dispositions du poumon dans les épanchements en général. Cela est vrai, surtout pour la
pleurésie chronique. On sait, en effet, que l'un des phénomènes
consécutifs à l'absorption ou à l'évacuation du liquide est le rétablissement plus ou moins complet des fonctions du poumon, momen-
tanément abolies; mais le poumon, refoulé par l'épanchement dans
des directions variées, et maintenu dans ces diverses directions par
une fausse membrane généralement assez dense, ne doit pas être
également apte à reprendre sa perméabilité, dans les diverses positions qu'il peut occuper. Il est donc nécessaire de rechercher non-
seulement quelles peuvent être ces positions, mais encore si l'on
peut déterminer à quel degré chacune d'elles favorisera l'ampliation
ultérieure du tissu pulmonaire. Quelque intéressante que soit cette
étude, elle a été généralement négligée, et la plupart des auteurs se
bornent à écrire que, dans les cas d'épanchements chroniques, le
poumon est refoulé et maintenu vers le médiastin, et le sommet de la
cavité thoracique. C'est là, en effet, ce qui arrive le plus communément;
mais il n'en est pas toujours ainsi, et les observations que j'ai pu faire
et celles qui existent dans la science prouvent qu'il y a une série d'autres dispositions plus régulières qu'on ne serait tenté de le croire.

D'un autre côté, l'insufflation du poumon m'a permis d'étudier à
quel degré le poumon pouvait redevenir perméable à l'air, lorsqu'il a
été refoulé et comprimé par un épanchement; j'ai pu surtout constater quelle sorte d'obstacle la fausse membrane apportait à cette
ampliation. Pour compléter cette étude, j'ai recherché s'il était possible de déterminer sur le vivant les rapports du poumon avec l'é-
panchement; mais le petit nombre d'observations que j'ai pu faire ne
m'a fourni aucun résultat concluant.

Dans les cas ordinaires, les dispositions du poumon, par rapport à la cavité thoracique, peuvent se rapporter à quatre types principaux, susceptibles eux-mêmes de nombreuses modifications : 1° le poumon est refoulé en haut et en dedans contre le médiastin ; 2° il est repoussé en avant et en haut ; 3° il est aplati contre la colonne vertébrale ; 4° enfin, il est refoulé en arrière. On voit que je ne parle ici que du poumon libre de toute adhérence antérieure ; dans le cas opposé, il peut affecter les dispositions les plus variées, et même les plus bizarres : témoin l'observation de M. Fleury (*Archives gén. de méd.*, 1838, t. 2), où le poumon, aplati de haut en bas, formait un gâteau intimement adhérent au diaphragme.

1° Dans le premier cas, voici ce que l'on remarque : Le poumon, réduit à un volume qui varie depuis une masse de 4 à 5 centimètres d'épaisseur, jusqu'à un moignon du volume du poing, est refoulé contre le sommet de la cavité, et plus ou moins vers le médiastin et la colonne vertébrale, suivant la quantité et la durée de l'épanchement. Lorsqu'il est réduit au plus petit volume, il est presque entièrement dissimulé sous la fausse membrane, et l'on pourrait facilement croire à une destruction de son tissu. De là ces erreurs, autrefois si communes. Lorsqu'il est plus volumineux, c'est toujours par sa face antérieure qu'il apparaît à la vue. Celle-ci, en général privée de de fausses membranes ou d'adhérences, est encore perméable à l'air. Ce moignon de tissu pulmonaire, comme l'appelle Itard, est maintenu dans sa position par une fausse membrane plus ou moins dense et épaisse, qui forme sa limite inférieure, et qui, de chaque côté, se réfléchit sur les côtes pour former la poche pseudomembraneuse, en dehors de laquelle le poumon se trouve maintenu et fixé. Dans ces cas, le poumon est habituellement souple, dense, non crépitant, rougeâtre ou grisâtre ; les bronches sont aplaties.

L'observation suivante me paraît être un type de la disposition que je viens de décrire.

Ire OBSERVATION.

Épanchement pleurétique séreux très anciens. — Mort subite.

Orsay, quarante-cinq ans, boucher, bonne constitution, teint coloré, entra à la Charité le 4 mars 1843, et fut couché salle Saint-Ferdinand, n° 8 (service de M. le professeur Cruveilhier). Cet homme, qui a eu dans le cours de sa vie une fièvre typhoïde et un rhumatisme articulaire aigu, n'avait jamais rien ressenti du côté de la poitrine, lorsqu'il y a deux ans, il eut un vomissement de sang. Ce vomissement était survenu brusquement, sans aucun symptôme précurseur. Il fut accompagné d'oppression et d'un certain abattement. Un médecin qui fut appelé nous dit avoir trouvé une apoplexie pulmonaire, sans s'expliquer davantage, et pratiqua une saignée. Le vomissement cessa, mais les crachats restèrent sanglants. Le quatrième jour, il survint de la fièvre avec une toux plus fréquente et une sensation de pesanteur dans le côté droit. La fièvre persista pendant huit jours, les crachats restèrent sanglants. Le médecin, croyant à une pneumonie consécutive, pratiqua encore deux saignées et appliqua un vésicatoire sur le côté droit de la poitrine. Au bout de vingt jours, tous les symptômes morbides avaient disparu, sauf une oppression modérée qui n'empêcha pas le malade de reprendre son état. Il y a six mois, il eut une ascite considérable, qui guérit au bout d'un mois de traitement par les diurétiques et les purgatifs drastiques. L'oppression persista, sans augmenter ni diminuer. Il y a dix jours, le ventre devint plus volumineux, et c'est pour cela qu'Orsay entra à l'hôpital.

Il n'y a pas eu de point de côté, le décubitus est resté indifférent; le malade dormait avec tranquillité, sans rêves ni réveils en sursaut, et n'avait enfin que de l'oppression.

Le 5 mars, on note : Teint coloré, la figure est celle d'un homme en bonne santé; oppression modérée, augmentant par la marche, surtout par la marche rapide; parole facile, sans anhélation. Nulle douleur ni pesanteur à la poitrine, décubitus indifférent, habituellement dorsal; dilatation marquée du côté droit de la poitrine; les espaces intercostaux sont saillants. A la partie antérieure, voussure thoracique, depuis la région sous-claviculaire jusqu'au tiers inférieur de la poitrine. A la mensuration, la circonférence supérieure du thorax donne à droite, 41 centim., à gauche, 40 centim.; la circonférence inférieure droite, 38 centim., à gauche, 37 et demi. Matité complète du côté droit dans toute sa hauteur, dépassant en avant la ligne médiane, et s'étendant jusqu'aux cartilages des côtes gauches; en bas, elle dépasse de 3 centim. le rebord des fausses côtes

Pas de sillon appréciable entre ce rebord et la face convexe du foie. Du côté gauche, sonorité normale. A droite, absence complète du bruit respiratoire, excepté au sommet, où l'on entend un souffle léger et assez obscur. Résonnance profonde de la voix perçue dans la moitié supérieure, très-obscure dans le reste de la poitrine. A droite, respiration puérile. Le ventre est volumineux, souple, indolent; on y trouve les traces d'un épanchement médiocre. Point d'appétit; constipation, urines peu abondantes; œdème des extrémités inférieures, pouls mou (78). (Chiendent nitré avec sirop des cinq racines, électuaire avec séné, jalap et sirop de nerprun.)

Le 15, à la suite d'un traitement par les diurétiques et les pilules de Bontius, l'épanchement de l'abdomen avait presque complétement disparu, mais il reste toujours un peu de dyspnée. Celle-ci est du reste à peine appréciée par le malade, qui est levé toute la journée. Les signes physiques du côté de la poitrine n'ont pas varié. (On applique un large vésicatoire sur le côté droit.)

Le 25, point de changement du côté des organes thoraciques. La dyspnée est très-peu marquée, le malade monte et descend les escaliers sans être obligé de s'arrêter: dans ce cas même, l'oppression est médiocre. Il n'y a plus de liquide dans l'abdomen. État général très-bon. (On supprime les boissons nitrées et on donne trois portions.)

Le 27, le malade était très-bien le matin, et ne se plaignait de rien. Dans la journée, il alla au jardin, puis remonta pour se faire raser. Au milieu de cette opération, il se trouva mal, se coucha sur son lit, et mourut. Cela avait duré deux minutes, pendant lesquelles sa figure prit une teinte violacée.

Autopsie, trente-six heures après la mort.

Tête. — On trouve une cuillerée de sérosité limpide dans les ventricules latéraux. La substance cérébrale est de bonne consistance, très-injectée, par suite de la réplétion considérable des vaisseaux intra et extra-cérébraux. Les méninges sont à l'état normal.

Thorax. — Toute la cavité pleurale droite est remplie par un liquide, qui s'écoule pendant qu'on enlève le sternum. Ce liquide est de la sérosité, un peu trouble, tenant en suspension une grande quantité de matière albumineuse, disposée en flocons épais et étendus. Sa quantité peut être évaluée à 2 ou 3 litres. Après l'avoir laissé s'écouler, on trouva tout à fait au sommet et à la partie interne une masse du volume d'un citron, solidement maintenue en place par une fausse membrane blanchâtre. Cette masse, adhérente de tous côtés au sommet de la poitrine, est le poumon, affaissé, réduit, et transformé en un tissu

3

mou, flasque, sans crépitation, et d'une couleur rouge brunâtre assez foncée. Du reste, il n'offre aucun vestige de lésion antérieure. La membrane qui tapisse la partie externe et inférieure de cette masse lui est solidement adhérente; elle est dense, de l'épaisseur de 2 à 3 millimètres, et adjacente à un tissu noirâtre qui est induré dans une hauteur d'un demi-centimètre environ. Ce tissu noirâtre tapisse toute la face adhérente de la pseudomembrane. La cavité pleurale qui contenait cet énorme épanchement est dilatée, sans traces de fausses membranes à la partie postérieure et antérieure; mais en bas, la plèvre diaphragmatique et la plèvre costale postérieure qui l'avoisine, sont tapissées par une couche pseudomembraneuse de l'épaisseur de 1 à 2 millimètres, molle, blanchâtre, se laissant détacher avec facilité. En haut, au point où la fausse membrane qui tapisse la partie inférieure du poumon se réfléchit sur les parois costales, elle va en diminuant d'épaisseur, et se perd insensiblement sur la plèvre. L'insufflation n'a été pratiquée qu'après l'extraction du poumon; elle réussit à lui rendre un volume de deux poings; mais l'ampliation s'est faite aux dépens du sommet : la partie qui avoisine la fausse membrane n'y a que très-peu contribué.

Le poumon gauche est uni à la plèvre costale par des adhérences anciennes; il est crépitant et infiltré d'une grande quantité de sérosité sanguinolente et spumeuse.

Les autres organes n'offrent rien qui intéresse directement notre sujet. Disons seulement que l'ascite paraît tenir à une altération du foie, qui offre une lésion analogue à la cirrhose.

2° Les observations, n° 2 et 3, offrent de beaux exemples de la disposition du poumon en avant et en haut, que nous avons considérée comme la deuxième forme. Dans ces cas, le poumon est refoulé vers la partie antérieure de la poitrine. Plus ou moins aplati, suivant la quantité de l'épanchement, il offre ordinairement en dehors un bord mince, qui est maintenu adhérent aux côtes par la fausse membrane. Le bord inférieur adhérent au diaphragme, et quelquefois au péricarde, est mince également. Celui-ci est quelquefois assez éloigné du diaphragme, comme dans la 4ᵉ observation, mais il lui reste néanmoins uni au moyen de fausses membranes lâches. Le bord interne, appliqué le long de la colonne vertébrale, est plus épais. Cette épaisseur est généralement la plus forte au sommet, où elle acquiert jusqu'à 6 centimètres, et diminue vers la partie inférieure, où elle arrive à n'être plus que de 3 ou 2 centimètres. La face antérieure est ou bien libre d'adhérences, ou pourvue seulement de filaments celluleux faciles à déchirer, qui la maintiennent au sternum. Elle se présente alors généralement avec les caractères de l'état normal, mais ceux-ci sont bornés au lobe supérieur. Dans quelques cas même, ce lobe peut devenir emphysémateux. Le lobe inférieur, en contact avec l'épanchement, est aplati, d'une couleur rougeâtre, dense et imperméable à l'air. La surface postérieure, enfin, est revêtue dans toute sa hauteur par la fausse membrane, qui, se réfléchissant de la face pulmonaire sur la face costale, maintient le poumon, étalé en quelque sorte et adhérent aux parois thoraciques. Le poumon se trouve ainsi transformé en une sorte de coin allongé et aplati, dont la portion la plus épaisse est dirigée vers la gouttière vertébrale, et la partie la plus mincée adhérente en dehors aux côtes.

On trouve des exemples nombreux de cette disposition dans les auteurs : Laennec, Bayle et M. Andral, l'ont fréquemment rencontrée. L'observation 45 de Bayle (*Traité de la phthisie pulmonaire*) en est un des plus beaux exemples. Comme, dans ces cas, le poumon offre une large surface que l'air pourra facilement distendre, on comprend que cette disposition soit la plus avantageuse pour la guérison de la maladie.

Le tissu du poumon offre des caractères variés suivant ses rapports avec le liquide épanché. La partie inférieure, ordinairement en contact avec l'épanchement, est flasque, aplatie, privée d'air, d'une couleur rougeâtre. Cet aplatissement est d'autant plus borné, que l'épanchement est de moindre abondance, soit que le liquide ait été résorbé ou évacué. Dans la 2ᵉ observation, j'ai pu voir, à la suite de l'opération de l'empyème, toute la face antérieure du lobe supérieur d'une couleur normale turgescente, à bords emphysémateux. Dans ce même cas, l'auscultation m'a permis de percevoir successivement le retour du bruit respiratoire dans toute cette partie antérieure. Le sommet du poumon, et la portion épaissie étendue le long de la colonne vertébrale, sont presque toujours plus ou moins perméables à l'air. Généralement, quand on les plonge dans l'eau, ils surnagent.

3° Le poumon peut être aplati contre le médiastin. Cet aplatissement a offert des degrés variables jusqu'à la réduction en une bandelette mince le long de la colonne vertébrale. Cette bandelette est maintenue plus ou moins solidement par une fausse membrane qui la revêt. D'après Broussais (*Traité des phlegmasies chroniques*, t. 1), qui rapporte plusieurs observations de ce genre, c'est dans ce cas que le tissu du poumon a subi l'affaissement le plus complet. Le tissu est flasque, dense, rougeâtre, et projeté dans l'eau ne surnage pas. C'est sous cette forme que peut aussi se présenter le poumon dans l'hydrothorax proprement dite, mais cette fois sans fausse membrane.

4° Enfin, la présence d'un épanchement à la partie antérieure de la poitrine, comme dans les observations que rapportent Bayle et Delpech, doit avoir pour résultat de refouler le poumon en arrière. Mais il est rare que cette forme d'épanchement se présente, s'il n'existe pas pour le circonscrire des adhérences anciennes. Le plus ordinairement, il est produit par une pleurésie partielle. Je n'ai donc pas à m'en occuper.

Est-il possible d'établir des rapports entre la position du poumon et la manière dont s'est fait l'épanchement? J'ai cherché à résoudre cette question par la voie expérimentale. J'ai injecté de l'eau dans la cavité thoracique d'un cadavre; j'ai donné à ce cadavre des positions variées, et je suis arrivé, dans tous les cas où le poumon était libre, à un même résultat, c'est-à-dire que le poumon surnageait. Outre ce fait général, qui ne m'apprenait rien de ce que je voulais savoir, je n'ai pas tardé à reconnaître une cause d'erreur qui doit infirmer toutes les expériences faites sur le cadavre, à propos d'injection dans la cavité plurale : c'est le relâchement du diaphragme produit par une simple piqûre, aux parois thoraciques, et par suite son refoulement indéfini. En présence de ces résultats négatifs, que donne la théorie ? L'épanchement peut survenir graduellement, ou être primitivement très-abondant. Dans le premier cas, le poumon sera successivement refoulé vers la partie su-

périeure ou vers la gouttière vertébrale. Si des adhérences surviennent entre la base du poumon et la face convexe du diaphragme, ce
qui sera favorisé par la position déclive du liquide, le poumon sera
refoulé en avant et en haut. Enfin, si l'épanchement est primitivement
très-abondant, le poumon, entouré de liquide, sera directement refoulé vers la colonne vertébrale, et de là sa disposition en bandelette
le long du rachis. Ces données théoriques seront, comme nous le verrons plus tard, jusqu'à un certain point, confirmées.

Résultat de l'insufflation du poumon. — L'insufflation a été pratiquée sur le poumon en place, ou extrait de la cavité pleurale, dans
tous les cas de pleurésie chronique que j'ai observés. Elle a donné les
résultats suivants : Dans les 1re et 5e observations que je rapporte, et
qui représentent assez bien le premier type que j'ai admis, le poumon,
refoulé en dedans et en haut, et réduit au volume d'un citron, acquérait par l'insufflation le volume d'un gros poing. Le développement se
faisait par l'ampliation de la totalité de la masse pulmonaire. En in-
sufflant ce poumon extrait de la cavité pleurale, on parvenait à lui
donner le volume de deux poings; mais il restait toujours bridé et
empêché dans son développement par la fausse membrane qui résis-
tait à l'insufflation la plus forte.

Dans les 2e et 3e observations, où le poumon était refoulé en dedans et en avant, l'insufflation distendait d'abord le sommet, puis le
lobe supérieur, enfin la masse appliquée contre la colonne vertébrale. La face antérieure du lobe supérieure se laissait complétement
distendre, les bords tranchants devenaient mousses, elle acquérait
l'apparence des poumons emphysémateux. Le sommet et la masse interne augmentaient très-peu de volume. L'ampliation de cette dernière
se faisait aux dépens de la face postérieure et interne, qui se déjetait
en dehors et refoulait la fausse membrane. Le lobe inférieur du poumon, qui, dans tous les cas, était dense et aplati, ne recevait qu'une
très-petite quantité d'air. Lorsque l'insufflation était très-forte, la
fausse membrane se distendait; en dehors de ce cas, elle ne parut su-

bir aucune modification. L'insufflation reproduisait les mêmes phénomènes sur les poumons extraits de la cavité thoracique, mais avec
plus de force. Le sommet se laissait facilement distendre, et le lobe
supérieur devenait turgescent.

L'insufflation, pratiquée quand les fausses membranes qui revêtent
le poumon étaient récentes, ainsi que j'ai eu occasion de le faire dans
un cas d'hydropneumothorax datant de trois semaines, m'a permis
de donner au poumon environ le double de son volume; l'ampliation
se faisait au moyen d'éraillures qui se formaient sur la fausse membrane. Je n'ai pourtant pas réussi dans tous les cas de pleurésie récente où j'ai renouvelé mes tentatives. Ainsi, sur des poumons de lapins, entièrement revêtus de fausses membranes molles, et dont la
pleurésie datait de douze à vingt-quatre heures, l'insufflation n'obte-
nait aucun résultat. Le poumon se soulevait, se distendait un peu, et
paraissait à peine admettre de l'air. L'expérience fut répétée plusieurs
fois, et amena toujours les mêmes résultats.

Rapprochant ces faits de ceux qui ressortent du précédent para-
graphe, je me crois autorisé à conclure :

1° Que la fausse membrane même récente empêche le développement du poumon, mais seulement dans les limites de l'espace qu'elle
occupe ;

2° Que lorsque le poumon est refoulé au sommet (1er type), le peu
de résultat de l'insufflation doit faire craindre la difficulté de son développement ultérieur et par suite du rétablissement de ses fonctions;

3° Que lorsque le poumon est refoulé en avant et en dedans (2e type),
la persistance de la perméabilité d'une grande partie du tissu pulmonaire doit faire augurer heureusement de l'issue du traitement, même
quand on a pratiqué l'opération de l'empyème;

4° Enfin, qu'il serait important de pouvoir prévenir, par des symptômes particuliers fournis par l'auscultation ou la percussion, la position du poumon par rapport à l'épanchement.

IV. *Perforation non tuberculeuse du poumon.* — Il n'est pas rare de

voir, dans le cours d'une pleurésie chronique, un malade vomir subitement une grande quantité de pus. Ce phénomène, qui reconnaît
pour cause une perforation du poumon, est souvent dû à la rupture
d'une caverne ou au passage d'un tubercule dans la cavité pleurale.
Mais d'assez nombreuses observations prouvent qu'il peut reconnaître
une cause étrangère aux tubercules. Hippocrate et les anciens, qui
avaient déjà eu l'occasion de l'observer, en avaient tout à fait mé-
connu la cause et les conditions. Il faut arriver jusqu'au commence-
ment de ce siècle pour trouver des notions plus précises, et Bayle est
le premier qui ait rapporté des observations exactes de communica-
tions établies entre les bronches et la cavité pleurale. Plus tard,
M. Cayol (*Anc. biblioth. méd.*, t. 40, p. 264) a démontré qu'un grand
nombre de ces *vomiques* sont, non des cas d'abcès dans le poumon,
mais bien des pleurésies circonscrites, dans lesquelles le liquide
épanché s'est fait jour à travers les bronches. Mais c'est surtout aux
travaux de Laennec et de M. Louis (*Traité de la phthisie pulmon.*,
2ᵉ édit., p. 371) qu'on doit la connaissance parfaite de ce phénomène.
Les observations de ces deux médecins se rapportent presque exclusivement aux perforations, dues à l'ouverture d'une caverne tuberculeuse ou gangreneuse dans la cavité pleurale. Les perforations surve-
nues à la suite de la pleurésie chronique sans complication tuberculeuse, plus rares que les précédentes, n'en sont pas moins réelles;
et, bien que l'issue du pus par les bronches soit admise par quelques
auteurs comme la terminaison la plus heureuse de la pleurésie chronique (ce que je crois loin d'être démontré), la question a été à peine
étudiée.

Je ne m'arrêterai pas à établir que les doutes élevés récemment sur
la réalité des perforations non tuberculeuses du poumon ne reposent
sur aucun fondement. Il me suffira de dire que les auteurs qui en ont
rapporté des observations sont Bayle, Delpech (*Mémorial des hôpitaux du Midi*, t. 1, p. 337), MM. Andral (*Clinique médicale*, t. 4,
p. 454), Gendrin (*Histoire anatomique des inflammat.*, t. 1, p. 211),
pour qu'il ne reste aucun doute sur l'exactitude qu'ils ont pu mettre

dans leurs investigations anatomiques. J'ai eu occasion moi-même de
recueillir une observation de ce genre, que je rapporterai plus bas.
Du reste, l'analyse des observations de M. Louis lui-même me per-
mettra peut-être d'établir, entre les deux sortes de perforation, des
différences assez marquées.

Tout d'abord, je dois dire que M. Saussier (thèse, 1841), dans sa dis-
sertation inaugurale, comparant les perforations qui surviennent dans
le cours de la phthisie avec celles qui compliquent la pleurésie, est
arrivé à ce résultat singulier : sur 78 cas de phthisie, observés par
différents auteurs, 51 fois la perforation siégeait à gauche, et 27 fois
à droite, tandis que sur 23 cas de pleurésie, on trouva 21 fois la fistule au poumon droit, et 2 fois seulement à gauche.

La description de ces perforations nous offrira des différences encore bien plus tranchées. Dans une observation d'hydropneumothorax
que j'ai recueillie, et qui était due à la rupture d'une caverne dans la
plèvre, la fistule m'a offert les particularités suivantes : son orifice
était arrondi du diamètre de 3 millimètres; sa longueur était repré-
sentée par l'épaisseur de la plèvre, car elle aboutissait immédiatement à une petite caverne tuberculeuse, sous-jacente à la séreuse, et
dans laquelle s'abouchait une petite bronche. A 4 centimètres plus
haut que cette fistule, on voyait une tache gris jaunâtre, sorte d'eschare de quelques millimètres d'épaisseur, qui séparait une autre petite caverne de la cavité pleurale, et n'eût sans doute pas tardé à se
rompre. Toutes les fistules pulmonaires observées par Laennec et
M. Louis ont offert des caractères analogues. Dues à la rupture d'une
sorte d'eschare dans la cavité pleurale, elles aboutissaient toutes à
une caverne plus ou moins volumineuse. Une seule fois (obs. 29),
M. Louis trouva sur un poumon tuberculeux « une ouverture arrondie de 8 millimètres de diamètre, orifice d'un canal de même largeur,
de 4 ½ centimètres de long, dans lequel se rendait une des princi-
pales divisions des bronches. Ce canal était tapissé par une fausse
membrane mince, appliquée sur des granulations tuberculeuses ou
sur le parenchyme pulmonaire sain, et avait évidemment succédé à

une cavité plus ample, successivement rétrécie par la compression exercée par l'air et le pus. » On est donc autorisé à admettre comme caractère de la perforation tuberculeuse, que le trajet fistuleux communique avec une excavation récente, ou ancienne, ou bien est en contact avec des granulations tuberculeuses.

On ne trouve rien de semblable dans les trajets fistuleux décrits chez les pleurétiques. Dans les deux cas que j'ai observés, l'orifice de la fistule, commençant à la plèvre, était continué par un canal à parois minces, à surface continue. Il n'y avait ni dans l'un, ni dans l'autre, de tubercules aux environs du petit canal, ni d'excavation ou de cicatrices d'excavation sur son trajet. Dans les deux cas., le canal était très-étroit; dans l'un il avait 1 millimètre et ½ de diamètre, et dans l'autre 1 millimètre. Cette étroitesse n'a pas été généralement observée par les auteurs qui ont décrit cette sorte de lésion. Ainsi, dans l'observation 45 de Bayle, il est dit que l'on découvrit parmi les inégalités de la fausse membrane une lacune qui admettait facilement une sonde de femme. Dans une observation rapportée par M. Gendrin, l'ouverture était arrondie de plus de 1 centimètre de diamètre, il n'y avait aucun tubercule dans le poumon. L'orifice fistuleux était généralement arrondi à bords un peu relevés. M. Andral l'a trouvé (36° obs.) à bords irréguliers, et formé aux dépens d'un gros tuyau bronchique avec solution de continuité des parois. Delpech cite une observation où le conduit fistuleux, court, étroit, dense, était infundibuliforme à ses deux extrémités. Le diamètre de ce conduit a varié depuis 1 jusqu'à 10 millimètres.

L'orifice de la fistule est habituellement caché sous une lamelle pseudomembraneuse, qui l'obture dans toute sa circonférence, de façon que pour le découvrir, il faut avoir recours à une insufflation un peu forte. Quelquefois, cette fausse membrane ne le recouvre qu'en un seul point sous la forme d'une petite valvule. Dans l'observation suivante, la fausse membrane affectait, à l'orifice de la fistule, une disposition fort curieuse.

IIe OBSERVATION.

**Pleurésie chronique. — Fistule pleuro-bronchique. — Opération de l'empyème. — Mort
deux mois après l'opération.**

Lecouvey, cocher, âgé de vingt ans, entra à l'hôpital de la Charité (service de
M. Cruveilhier) le 20 janvier 1843, et fut couché salle Saint-Ferdinand, n° 7. Ce
jeune homme, d'une bonne constitution, n'avait jamais été malade, lorsqu'il y a
cinq mois il fut atteint d'une fièvre typhoïde grave, dont il guérit très-bien. Il fut
pris, sans cause connue, d'un point de côté il y a deux mois ; celui-ci ne disparut
pas, malgré une application de ventouses scarifiées. Le 1er janvier il fut mouillé
par une pluie très-froide. Deux heures après, il fut pris d'un frisson violent,
suivi de chaleur et de sueur. Le lendemain il y eut un violent point de côté avec
toux, oppression, fièvre. Il s'y joignit de la perte d'appétit ; des nausées, des vomissements. Il fut saigné sans aucun soulagement ; les symptômes semblèrent
acquérir plus de violence. A son entrée à l'hôpital le 21 janvier, Lecouvey présenta tous les signes locaux et généraux d'une pleurésie aiguë avec épanchement
abondant, dont les limites en arrière étaient à deux travers de doigt au-dessous
de l'angle inférieur de l'omoplate. Il y avait des vomissements, de la fièvre, etc.
On pratiqua successivement deux saignées générales, on appliqua des ventouses
scarifiées, et plus tard un large vésicatoire. Celui-ci fut répété trois fois encore.
On y joignit des purgatifs drastiques, des boissons nitrées, la diète. Sous l'influence de ce traitement, le point de côté et la fièvre disparurent complétement,
la toux et la dyspnée furent notablement diminuées, l'appétit était revenu, et la
nourriture du malade avait été successivement portée à deux portions. Néanmoins les signes physiques de l'épanchement persistaient toujours ; celui-ci
paraissait même avoir pris un accroissement marqué. Le thorax avait pris un
dévelopement plus considérable à droite qu'à gauche. Il avait 1 cent. de plus dans
sa circonférence que celui du côté opposé, et à l'entrée du malade on avait trouvé
une différence à peine appréciable. Les espaces intercostaux du côté droit étaient
évidemment élargis, la matité avait augmenté d'étendue. On insista sur les vésicatoires.

Le 10 mars, mouvement fébrile vers le soir, qui se renouvelle tous les jours.

Le 15, il survint du dévoiement qui dura six jours. L'appétit se perdit ; il y eut,
dans la journée du 17, plusieurs frissons. Le malade est redevenu faible et ne
peut rester levé sans lipothymies, la dyspnée est assez vive, le décubitus a lieu
exclusivement sur le côté droit. Suffocations dans toute autre position. Sueurs noc-

turnes. L'amaigrissement fait des progrès; la face, tout en conservant ses formes arrondies, est pâle, jaunâtre, d'une teinte blafarde.

Le 1er avril, on examina de nouveau Lecouvey, et on trouva : dyspnée assez vive sans accès de suffocation, excepté quand le malade se couche sur le côté gauche. Insomnie, toux modérée, expectoration abondante de mucosités spumeuses jaunâtres. Le côté droit de la poitrine offre un développement considérable, comparativement à celui du côté opposé. Toute la partie antérieure, depuis la clavicule jusqu'aux fausses côtes, est notablement bombée. Les côtes sont redressées, écartées les unes des autres, les espaces intercostaux élargis et repoussés au niveau de la face externe des côtes. A la partie latérale et externe, le quatrième espace intercostal offre une saillie qui dépasse manifestement le niveau des côtes. Dans ce même espace on perçoit un mouvement de fluctuation sensible. Les fausses côtes sont soulevées et dépassent de près de 2 cent. le niveau de celles du côté droit. La mensuration donne :

½ circonférence du thorax à droite, sous l'aisselle............ 39 cent.

½ circonférence à droite, au niveau des fausses côtes.......... 41

½ circonférence à gauche, sous l'aisselle..................... 37

½ circonférence à gauche, au niveau des fausses côtes........ 38

Matité complète de tout le côté droit en avant et en arrière. Au sommet de la poitrine, au-dessous de la clavicule on perçoit encore une sonorité obscure. Cette matité ne dépasse pas la ligne médiane, mais elle s'étend en bas à 4 cent. au dela du rebord des fausses côtes. Sonorité normale de tout le côté gauche. On entend de ce côté la respiration puérile. A droite, en avant, léger bruit respiratoire avec expiration très-prolongée bornée au sommet. A partir de la deuxième côte, absence totale du bruit respiratoire. En arrière, bruit respiratoire faible au sommet, perçu sur les côtes de la colonne vertébrale dans toute la hauteur de la poitrine. La voix résonne à la partie postérieure de haut en bas; elle a un timbre profond, mais net, avec un léger tremblement. En avant, la même résonance existe, mais elle est plus profonde, plus sourde, et disparaît vers la cinquième côte. Égophonie sous la clavicule. Il y a peu d'appétit, peu de soif, diarrhée depuis deux jours. Mouvement fébrile tous les soirs, qui ne cesse même pas complétement pendant le jour; le pouls n'est pas développé (98). Dans le cours du traitement, on a appliqué successivement douze vésicatoires sur le côté droit en avant et en arrière. (Décoct. blanche; riz sp. de coings; pot. oxymel; 2 bouillons.)

Le 4, le malade se plaint d'une douleur vive au niveau du quatrième et du cinquième espace intercostal droit. Cette douleur aiguë augmente par la pression, la toux, le décubitus sur le côté droit, et force le malade à se tenir couché sur le dos ou sur le côté gauche, ce qui augmente la dyspnée et détermine une vive agitation. Cette douleur siége au point où l'espace intercostal est le plus saillant; celui-ci est dépressible, il paraît très-aminci et on perçoit facilement la fluctuation à travers cette paroi qui semble prête à se rompre. Le lendemain, la douleur a augmenté d'intensité, le malade est très-agité et demande à grands cris qu'on lui porte secours. Dans cette conjoncture, M. Cruveilhier se décida à faire pratiquer l'opération de l'empyème. La veille du jour où l'opération fut faite, c'est-à-dire dans la nuit du 7 au 8, Lecouvey fut pris d'un violent accès de suffocation à la suite duquel il a expectoré subitement une quantité de pus qui remplit trois crachoirs. Le malade en fut soulagé.

Le 8, M. Velpeau pratiqua l'opération. Un bistouri fut porté entre le cinquième et le sixième espace intercostal à 16 cent. du sternum. Il s'écoula dans l'espace de huit minutes plus de 2 litres de pus jaunâtre bien lié, épais et crémeux.

A la suite de cette opération, soulagement extrême; la respiration devint plus libre, plus facile, la toux diminua, et une heure après l'opération il y eut un sommeil calme de plus de deux heures. Examinée immédiatement après l'opération, la poitrine était redevenue sonore à la partie antérieure. L'oreille, appliquée sur la région sous-claviculaire, perçut très distinctement, après que le liquide se fut écoulé, un souffle bronchique très-intense, qui persista pendant plusieurs heures, mais qui, le soir, avait été remplacé par une respiration vésiculaire très-rude. Le soir, le calme persiste, la respiration est facile, point de toux, point de fièvre (70). Sonorité très-forte dans toute la partie antérieure et postérieure droite. A l'auscultation, respiration vésiculaire rude en haut jusqu'au niveau de la troisième côte. Plus bas, souffle amphorique et tintement métallique. Il sort beaucoup de pus par la plaie. (Gom. édulc.; pot. diacode. Diète.)

Le 9, au milieu de la nuit, accès de suffocation suivi de l'expectoration de beaucoup de pus (un crachoir). Mêmes symptômes stéthoscopiques, peu de dyspnée, un peu de toux ce matin, expectoration de mucosités puriformes. Point de fièvre. Le pus extrait par l'opération a été examiné au microscope par M. Gavarret, qui a reconnu qu'il était composé d'une grande quantité de granulations irrégulières, sans globules.

Le 10, on n'entend pas le souffle amphorique et le tintement métallique. En avant, silence complet de la respiration depuis la troisième côte jusqu'en bas; en arrière, bruit respiratoire très-faible perçu dans toute la hauteur de la poitrine. En arrière, la matité atteint déjà à 3 cent. au-dessous de l'angle inférieur de l'omoplate. Il continue néanmoins de s'écouler beaucoup de pus par la plaie.

Le 12, le souffle amphorique et le tintement métallique ont reparu. Je remarque

que ces deux bruits sont le mieux perçus lorsque le malade est couché. Lorsqu'il
est assis, ils disparaissent. Cette disparition est fréquente, et M. Barth, qui faisait
le service à cette époque, n'est parvenu à l'entendre qu'une seule fois en huit
jours. Les forces ne reviennent pas. Le pouls est plus fréquent (85).

Du 12 au 26, il survint encore deux fois des accès de suffocation, terminés
par une expectoration abondante de matière purulente. Ces accès de suffocation
sont survenus une fois lorsque le malade était sur son séant, et une autre fois
lorsqu'il se penchait fortement en avant. Les symptômes stéthoscopiques restèrent les mêmes, ainsi que les alternatives de présence et de disparition du souffle
amphorique. La matité de la partie postérieure atteignit et dépassa l'angle inférieur de l'omoplate. La poitrine paraissait néanmoins rétrécie, car les espaces
intercostaux étaient affaissés. A la mensuration, on trouva 40 cent. pour le côté
droit et 38 à gauche. Il ne sort que très-peu de pus par la plaie.

Le 27, il y eut de la fièvre qui persista les jours suivants. Jusqu'au 8 mai, il y
eut quatre accès de suffocation, avec vomissement de pus. Maigreur. Le malade
demande une nouvelle opération.

Le 10 mai, M. Velpeau pratique une deuxième opération d'empyème. Un bistouri
est plongé dans le sixième espace intercostal, à 17 cent. du sternum. et y fait une
large incision parallèlement aux côtes. Cette ponction donne issue à 2 litres
environ de pus, plus ténu que celui qui était sorti lors de la première opération.
La dyspnée disparut immédiatement, la toux cessa, et pendant huit jours le soulagement fut complet; tout signe de réaction disparut. La cavité thoracique
droite est redevenue très-sonore. Il y a du souffle amphorique et du tintement
métallique. En haut et en avant, le bruit respiratoire, mêlé de râles muqueux, est
entendu jusqu'à la quatrième côte; plus tard on peut l'entendre jusqu'à la cinquième; mais il ne dépasse jamais cette limite. En arrière, on entend toujours
un bruit respiratoire faible dans toute la hauteur de la poitrine. Point de fluctuation hippocratique. Les espaces intercostaux sont enfoncés, les côtes rapprochées, et à la mensuration le côté droit offre 1 cent. de plus que le côté opposé
au niveau de l'appendice xyphoïde.

Le 20 juillet, il survint des frissons et de la fièvre. La dyspnée reparut également ainsi que les accès de suffocation amenant une expectoration abondante
de pus.

Le 28, j'entendis du côté gauche un bruit de frottement pleural très-mani-
feste; du reste, point de douleur ni de matité de ce côté, mais dyspnée considérable, toux brève, saccadée. Du côté droit, la matité postérieure s'élève jusqu'à
deux travers de doigt au-dessus de l'angle inférieur de l'omoplate, et malgré
cette matité, on entend toujours dans toute la hauteur de la poitrine le bruit

respiratoire, mais faible et lointain. Le côté droit de la poitrine offre de nouveau un développement considérable; les espaces intercostaux sont saillants; la mensuration donne les mêmes résultats que le soir où fut pratiquée l'opération. La fièvre persista, le pouls variait de 100 à 120 avec redoublement le soir. La dyspnée devint plus vive, le marasme fit des progrès rapides, et le malade mourut le 10 juin.

Depuis la première opération jusqu'au jour de la mort, le pus n'a pas changé de caractères physiques; il est resté blanc jaunâtre, assez épais, crémeux et tout à fait inodore. Lors de la deuxième opération, il avait un peu plus de fluidité qu'à la première, mais sans aucune altération. Examiné plusieurs fois au microscope, il a offert, contrairement à la première observation, une grande quantité de globules mêlés d'un petit nombre de granulations.

Autopsie, trente-six heures après la mort.

Thorax.—Après avoir enlevé le sternum et les cartilages costaux, on remarque, que du côté droit, le poumon adhérent par son bord externe offre à sa face antérieure, jusqu'au niveau de la troisième côte, un aspect presque normal, blanchâtre, marbré de noir, et présentant çà et là quelques points emphysémateux. Son bord interne tuméfié s'avance jusqu'à l'origine des gros vaisseaux. Au-dessous de la troisième côte, le tissu pulmonaire paraît plus dense, plus complet. En cherchant à séparer le bord externe du poumon de la plèvre costale, on trouve que celui-ci adhère intimement à la séreuse. Ces adhérences, situées environ à 4 cent. des cartilages, offrent la direction d'une ligne courbe qui s'étendrait jusqu'à 5 cent. environ de la sixième côte, et sont formées par un tissu dense, épais et fibreux. Elles limitent, en avant, un énorme épanchement de pus, assez épais, bien lié, d'une teinte grisâtre à la surface, mais jaunâtre et d'un bon aspect dans la profondeur. Cet épanchement occupe toute la cavité pleurale, depuis les adhérences dont nous avons parlé jusqu'à la colonne vertébrale, et depuis le diaphragme jusqu'au sommet de la poitrine. La cavité qui renferme le liquide est tapissée, dans toute son étendue, par une fausse membrane épaisse, dense, si intimement adhérente à la plèvre, qu'il est impossible de l'en détacher. Cette fausse membrane est blanchâtre, et offre dans quelques points une teinte rosée; elle est par place assez molle. Dans les espaces intercostaux, au lieu d'offrir une surface égale, unie, elle présente une grande quantité de replis réticulés longitudinaux, perpendiculaires aux côtes, comme si la pseudomembrane avait subi un fort plissement. Ces replis, qui existent depuis la deuxième et troisième côte jusqu'à la sixième, sont marqués, pour les côtes moyennes, vers la partie externe et concave, mais surtout à la partie postérieure où la courbure est le plus prononcée. Ils sont assez régulièrement parallèles, et laissent dans leurs intervalles de petites dépressions, au fond desquelles on trouve des fausses membranes blanchâtres et du pus concret. En examinant le poumon de ce côté, on trouve que toute la partie antérieure du lobe supérieur assez volumineux, est manifestement distendue par de l'air, et offre çà et là des prolongements emphysémateux. L'un de ceux-ci, constitué par tout le bord interne, s'avance à gauche sur le médiastin, auquel il adhère jusqu'à l'origine des gros vaisseaux. Le sommet du poumon, maintenu en place par des adhérences intimes, est volumineux, crépitant, et n'offre aucun vestige de tubercules. Le lobe moyen, qui semble comprimé par la distension du lobe supérieur, offre une coloration rose, mêlée de beaucoup de noir assez compact et dense, mais surnageant encore quand on le plonge dans l'eau. Il n'en est pas de même du lobe inférieur; celui-ci, aplati d'arrière en avant, est rouge brunâtre, sans apparence de vésicules et paraît comme carnifié.

La partie postérieure du poumon droit est tapissée dans toute sa hauteur par une fausse membrane blanchâtre, recouverte de pus. L'épaisseur de cette membrane est de demi à 1 millimètre, assez dense, se laissant difficilement enlever, même par le grattage. La surface n'en est pas entièrement unie et lisse, elle offre çà et là des replis semi-lunaires, d'apparence valvulaire, qui circonscrivent de petits culs-de-sac que le stylet ne pénètre pas. Deux ou trois de ces dépressions sont plus profondes, mais elles sont également borgnes et limitées à la fausse membrane. Une seule, située à peu près à l'union du tiers inférieur avec le tiers moyen, admet le stylet, qu'un effort extrêmement léger fait pénétrer jusque dans un tuyau bronchique. Cette ouverture présente une disposition toute particulière : elle est circonscrite par un de ces replis semi-lunaires, dont la concavité est dirigée en bas, mais dont les deux extrémités, au lieu de se perdre dans la fausse membrane générale, se continuent avec une sorte de bride transversale qui passe immédiatement au devant de l'orifice de la fistule. Cette bride, de la largeur de demi-centimètre environ, adhérente par ses deux extrémités, libre à sa partie moyenne, de manière à former une sorte de pont, est située à demi-millimètre de l'ouverture fistuleuse. Elle est assez mobile pour pouvoir s'appliquer contre l'ouverture et la boucher complétement. Si on poursuit l'exploration, on s'aperçoit que l'ouverture dont nous parlons est l'orifice d'un canal étroit, se dirigeant obliquement dans une petite étendue, et s'abouchant dans une branche de moyen calibre. Ce petit canal, d'un diamètre uniforme dans sa longueur, sans flexuosités, est en contact immédiat avec le tissu pulmonaire, plus dense autour de lui, mais resté sain. En aucun point il n'offre de lacune, de cicatrices ou de traces de la présence d'un corps étranger. La muqueuse qui le tapisse est analogue à la muqueuse bronchique, avec laquelle elle se continue d'un côté, tandis que de l'autre elle fait suite à la pseudomembrane.

Vers la racine du poumon, et dans la hauteur de la portion thoracique de la colonne vertébrale, on trouve une masse pulmonaire de 6 centim. d'épaisseur au sommet et de 3 centim. à la partie inférieure. Cette masse pulmonaire, de forme prismatique, est recouverte, à sa face externe, par la fausse membrane. La face interne est libre et paraît très-perméable à l'air. On arrive en effet facilement à la distendre par l'insufflation. On obtient le même effet sur le sommet et la face antérieure du lobe supérieur, mais le lobe inférieur n'arrive à admettre qu'une très-petite quantité d'air.

La cavité pleurale gauche présentait une altération assez curieuse. Elle renfermait environ un verre de sérosité floconneuse. Les deux plèvres costale et pulmonaire sont isolément recouvertes d'une fausse membrane qui ne détermine pas d'adhérences, excepté en arrière, le long de la gouttière vertébrale, où l'adhérence des deux plèvres est générale, mais non intime. La fausse membrane, d'une apparence rosée, assez molle et déchirable, offre une épaisseur de 1 millimètre; sa surface est lisse à la partie supérieure, mais à partir de la deuxième et troisième côte, elle présente des granulations grisâtres qui parsèment le reste de la plèvre. Elles sont nombreuses, surtout sur le diaphragme, où elles offrent le volume le plus considérable, celui d'une petite lentille à un pois; tandis que sur la plèvre costale elles n'ont guère que le volume d'un grain de millet. En dedans, le long de la gouttière vertébrale, la fausse membrane acquiert une épaisseur de 1 centim., due à une sorte d'infiltration gélatineuse, répandue dans des mailles assez larges et circonscrites par la plèvre, d'une part, et la fausse membrane de l'autre.

Le poumon gauche est volumineux et tapissé, dans toute son étendue, par une fausse membrane analogue à celle de la plèvre costale. Elle est lisse et réticulée à la partie moyenne; on ne trouve de granulations qu'à la face du lobe inférieur qui est en contact avec le diaphragme. On trouve également des granulations dans la scissure interlobaire. Le poumon, du reste, est crépitant, sain, et n'offre en aucun point de trace de tubercules. Un examen très-attentif du poumon droit nous avait déjà offert le même résultat.

Le péricarde contenait une grande quantité de sérosité. Le foie était très-congestionné et volumineux; son bord tranchant dépasse de 2 centim. le rebord inférieur des fausses côtes.

Les autres organes n'offent rien de particulier.

J'ai rapporté cette observation avec détails, à cause du haut intérêt qu'elle présente, et parce que j'aurai fréquemment occasion de la rappeler dans le cours de ce travail. Pour le moment, je ne m'occuperai que des particularités relatives à la perforation du poumon. L'orifice fistuleux était circonscrit par une sorte de repli semi-lunaire en forme de valvule, à concavité dirigée en bas, et dont les deux extrémités se continuaient avec une sorte de bride transversale située immédiatement (à 3 millim.) au devant de l'orifice. Cette bride, de la largeur de ½ centim., était adhérente par ses deux extrémités, et libre dans sa partie moyenne, de manière à former une espèce de pont assez mobile pour pouvoir s'appliquer contre l'ouverture, et la boucher complétement. Cette disposition de l'orifice fistuleux nous a donné l'explication d'un phénomène assez singulier qui avait été observé chez ce malade : c'est l'expectoration du pus qui devenait très-abondante quand le malade prenait certaines positions, et la cessation complète de ce phénomène dans des positions opposées. Il est certain que, pour que le liquide épanché pût traverser la fistule, il fallait que celle-ci fût libre; et l'espèce de valvule que nous avons décrite devait nécessairement, dans certaines positions, s'appliquer sur l'orifice, et l'obturer. Cette interruption dans l'expectoration devait encore survenir quand la poitrine étant presque vide, le niveau du liquide était au-dessous de l'orifice de la fistule : c'est pourquoi nous avons noté que cette expectoration devint une fois extrêmement abondante pendant que le malade était fortement penché en avant. J'ajouterai que la fistule était sans flexuosité, en contact immédiat avec le tissu pulmonaire sain, et qu'en aucun point elle n'offrait de lacune de matière; il n'y avait de traces de tubercules ni aux environs du petit canal fistuleux, ni dans le reste du poumon.

La longueur des trajets fistuleux a varié dans les diverses observations rapportées par les auteurs, de 2 à 5 centim. Dans les cas rapportés par Bayle, cette longueur était de 3 pouces; d'autres fois elle est presque inappréciable, et l'orifice fistuleux communique immédia-

— 34 —

tement avec une bronche. Chez un sujet observé par M. Andral, la perforation semblait s'être faite aux dépens du calibre d'une bronche assez dilatée. Dans les deux observations que j'ai recueillies, les petits canaux s'abouchaient directement avec un tuyau bronchique de moyen calibre, de façon à rendre la délimitation impossible. La muqueuse qui les tapissait était bien en continuité directe, d'une part, avec la muqueuse bronchique, et, de l'autre, avec la fausse membrane pleurale. Bayle dit que les parois de la fistule étaient lisses comme si la plèvre s'y fût enfoncée pour la recouvrir. J'ai toujours trouvé le tissu pulmonaire que ce trajet fistuleux parcourait, sain, un peu flasque et à peine crépitant.

Ces fistules sont susceptibles de se cicatriser, et de disparaître complétement. Ce fait, hors de doute pour les perforations tuberculeuses, est pourtant loin d'être démontré pour celles que nous étudions, où il semble devoir être plus fréquent. Dans les cas de tubercules, la fistule disparaît, soit parce que l'orifice se rétrécissant, ses bords finissent par s'accoler, soit parce que de la matière plastique ou tuberculeuse se concrétant, oblitère le canal fistuleux. C'est à ces deux formes qu'appartiennent les cicatrices observées par Laennec et M. Dalmas (*Journal hebd. de méd.*, 1829, n° 12): dans l'une, elle était formée par une lame de l'épaisseur de 1 centim. à 1 centim. $\frac{1}{2}$, derrière laquelle le trajet fistuleux se terminait en cul-de-sac ; dans l'autre, les fistules étaient multiples, et apparaissaient sous forme de dépression, irrégulièrement arrondies, et terminées chacune aussi en un véritable cul-de-sac. Leur circonférence avait subi une sorte de retrait. Dans l'intérieur d'une de ces anciennes fistules, on distinguait une matière roulée en cylindre qui l'oblitérait complétement.

Ces modes de cicatrisation se retrouvent-ils dans les fistules pulmonaires non tuberculeuses? Bien que je n'en aie pas trouvé d'exemple dans les auteurs, cette cicatrisation ne doit pas être rare. La fistule se trouve en effet dans les meilleures conditions pour disparaître. Dans tout son trajet, elle est en contact avec un tissu très-compressible (le tissu pulmonaire); et cette compressibilité n'étant gênée par

la présence d'aucun corps étranger, tubercules ou autres, le canal
doit rapidement se rétrécir, et ses parois arriver au contact dès que le
pus cesse de passer à travers. De ce rétrécissement à l'oblitération complète, le passage est assez facile ; d'un autre côté, ces replis valvulaires,
ces lamelles flottantes qu'on trouve à l'orifice de ces fistules, doivent ,
dans un certain nombre de cas , s'organiser et finir par adhérer à tout
le pourtour de l'orifice, et, par suite, l'oblitérer. Je n'ai malheureusement qu'un seul fait à rapporter à l'appui de mes assertions; mais ,
quoique suggérées par la théorie, elles me semblent rationnelles.
L'observation suivante me paraît être un exemple du premier mode
de cicatrisation , l'accolement des parois.

IIIe OBSERVATION.

Pleurésie chronique. — Fistule pleuro-bronchique. — Hydropneumothorax. — Com-
mencement de cicatrisation de la fistule.

Clément, cinquante-cinq ans, géomètre, entra à l'hôpital de la Pitié le
20 juillet 1842, et fut couché salle Saint-Paul, nº 9. Il y a un an, à la suite d'un
refroidissement, il fut pris de douleurs vagues et profondes dans le côté gauche
de la poitrine, avec toux et oppression. Cet état persista pendant plusieurs mois,
sans arrêter le malade , qui paraît fort courageux. L'oppression était constante ,
mais modérée, et à trois reprises il était survenu des accès de suffocation. Il y a
trois mois, à la suite d'un accès de suffocation., il expectora une quantité considérable de matières jaunâtres, épaisses. Cette expectoration se renouvela plusieurs fois, mais à des intervalles éloignés. Depuis l'époque où survint ce vomissement, comme le malade l'appelle, il perdit l'appétit, s'affaiblit, fut très-agité
le soir, eut de la diarrhée et des sueurs nocturnes.

Le 21 juillet, lendemain de son entrée à l'hôpital, je notai les symptômes suivants : Face amaigrie, pâle, livide, pommettes colorées, narines dilatées. Point
de douleur ni sensation de pesanteur à la poitrine; oppression assez vive, respiration brève, prompte (40) ; toux fréquente, par quintes de 2 à 3 minutes , qui
ne cessent que lorsque le malade s'est mis à son séant et a expulsé une quantité
plus ou moins considérable de mucosités purulentes spumeuses. Quelquefois, il
y a des accès de suffocation, et le malade remarque qu'ils surviennent lorsqu'il
est couché et penché sur le côté droit. Décubitus habituel à gauche. La caviti

gauche du thorax ne paraît pas plus développée que celle du côté droit; les espaces intercostaux paraissent néanmoins soulevés et saillants. A la percussion, sonorité tympanique à la partie postérieure gauche de la poitrine, depuis la fosse sous-épineuse jusqu'à trois travers de doigt au-dessous de l'angle inférieur de l'omoplate. A partir de ce point, matité absolue; antérieurement sonorité modérée au-dessous de la clavicule jusque vers la troisième côte; plus bas elle devient tympanique. A droite, sonorité générale, excepté au sommet du poumon, en avant et en arrière, où existe une légère matité. A l'auscultation, on entend, à la partie antérieure et supérieure du côté gauche, le bruit respiratoire faible, avec expiration prolongée. Au-dessous de la troisième côte et dans tout le reste de la poitrine, surtout en arrière, on entend un souffle amphorique très-intense, accompagné de tintement métallique. Celui-ci n'est pas constant: il est fréquent pendant les accès de toux, mais existe également en dehors de cette circonstance. Toux et voix avec retentissement métallique. A droite, au-dessous de la clavicule, respiration râpeuse et expiration soufflée. Le bruit respiratoire est très-intense dans le reste de la poitrine. Battements du cœur perçus à leur maximum, au niveau de la partie moyenne du sternum; du reste, ils sont normaux.

Point d'appétit; diarrhée; fièvre (100 pulsations assez roides). Amaigrissement marqué.

Le 22, expectoration brusque et abondante de matières purulentes, survenue subitement, au moment où le malade se portait assez vivement en arrière pour se coucher. Le liquide expectoré remplit deux crachoirs. Après cette expectoration, soulagement et sommeil.

On perçoit la fluctuation hippocratique.

Le 24, nouvelle expulsion d'un crachoir et demi de pus; fièvre; face très-altérée; diarrhée extrême. Mort le 25, dans le dernier degré du marasme.

A l'*autopsie*, on trouva, dans la cavité gauche de la poitrine, que le poumon adhérait aux cinq premières côtes, en dehors du cartilage. En détachant ces adhérences, qui sont assez molles, on arrive à une cavité, dont sort en sifflant un gaz très-fétide. Les adhérences étant complétement détruites, on remarque que le tissu pulmonaire forme la paroi antérieure d'une vaste cavité en partie vide, en partie occupée par du pus qui est rassemblé à la partie postérieure : sa quantité est d'environ 1 litre. Toute cette cavité est tapissée par une fausse membrane générale, unie, sans villosités, plissée au niveau des espaces intercostaux. Après avoir tapissé la plèvre costale, la fausse membrane se réfléchit sur le sommet du poumon et sur la surface postérieure de cet organe, pour former une véritable poche. La fausse membrane est d'un blanc grisâtre, assez épaisse, surtout sur la paroi pulmonaire, où elle a de 4 à 5 millimètres. Dans quelques points, elle est recouverte d'une couche molle., caséeuse, dans laquelle le microscope permet de voir des fibrilles entremêlées d'une grande quantité de globules purulents.

Le poumon est refoulé vers le sommet, vers la partie gauche de la colonne vertébrale et vers la partie antérieure. Il a à peu près la forme d'un coing allongé, dont le sommet du poumon et la portion médiastine seraient la partie la plus épaisse, et le bord adhérent aux côtes la portion tranchante. Le lobe supérieur offre l'apparence normale; le lobe inférieur est d'une couleur rouge brunâtre foncée.

Pour découvrir l'orifice fistuleux, on fut obligé de pratiquer l insufflation. Un très-léger effort suffit pour soulever une petite couche caséeuse qui obturait cette ouverture. Elle est extrêmement petite, d'environ 1 millimètre de diamètre, et entourée d'une sorte de rebord formé par la fausse membrane, et qui lui donne un aspect légèrement déprimé. Un stylet très-fin y est à peine admis. Cette ouverture est située sur la partie renflée du poumon, c'est-à-dire sur celle qui avoisine le médiastin, à la réunion du tiers inférieur avec le tiers moyen, à 5 centim. du médiastin postérieur. Après avoir incisé le trajet fistuleux, on remarque qu'il est extrêmement étroit dans l'espace de 2 centim., mais qu'au delà il s'élargit, et qu'après un trajet de 3 centim. il va aboutir à une bronche de moyen calibre. Son diamètre, dans la partie la plus rétrécie, est de 1 millimètre; plus loin, il prend une largeur de 2 à 4 millimètres. Il est tapissé, dans toute son étendue, par une membrane qui se continue immédiatement avec celle qui tapisse l'orifice fistuleux. Ses parois sont lisses, molles, ne traversent aucune masse tuberculeuse, et n'offrent pas de traces de solution de continuité ancienne ou récente.

Le sommet du poumon contient trois noyaux tuberculeux, du volume d'un pois, ramollis à leur centre. La partie comprimée est flasque, molle, privée d'air.

Le poumon gauche est adhérent à la plèvre; il présente au sommet trois cavernes du volume d'une noisette. Dans le reste de son étendue, on trouve des granulations grises, disséminées.

Les autres organes n'ont rien offert d'intéressant à noter que ces ulcérations nombreuses dans le gros intestin, et une masse tuberculeuse dans le mésentère.

Je crois que, dans l'observation qui précède, la fistule était en voie de cicatrisation, parce que, dans une étendue de 3 centim., elle était d'une étroitesse extrême (1 millim.), et qu'au delà, son calibre augmentait manifestement. Il est probable que du moment où l'orifice n'eût plus admis de pus, il n'eût pas tardé à se fermer : la compressibilité du poumon eût rapidement terminé la cicatrice commencée. Je rapproche cette observation des perforations non tuberculeuses , parce que la fistule ne communiquait pas avec une caverne , qu'elle n'avoisinait aucun amas de granulations tuberculeuses , et que le tissu qu'elle traversait était du tissu pulmonaire un peu flasque, mais sain. Une autre raison tirée des symptômes m'y a déterminé encore : c'est que l'apparition du premier symptôme de la maladie (l'expectoration d'une grande quantité de pus) est survenue brusquement sans avoir été précédée de cette série de symptômes : douleur brusque très-vive, dyspnée extrême, etc., que M. Louis a si bien décrits, et nous verrons que ces symptômes appartiennent exclusivement à la perforation tuberculeuse. Comme dernier fait, enfin , j'ajouterai que cette fistule, ainsi que celle de la précédente observation, situées, l'une à 3 centim., l'autre à 5, du bord inférieur du poumon, confirment les généralités établies par M. Louis, qui a toujours trouvé les fistules d'origine tuberculeuse rapprochées du sommet.

Quelle peut être la cause de la perforation du poumon ? Si, dans les cas de rupture d'une caverne, de gangrène de la plèvre, il n'est pas difficile de la reconnaître, il n'en est pas de même quand la perforation survient dans le cours de la pleurésie chronique. Il est certain que le contact prolongé du liquide avec le tissu pulmonaire, plus ou moins refoulé doit avoir une grande influence sur la production de cette lésion. Quelle est cette influence ? Faut-il, avec les uns, admettre que, rien ne s'opposant à l'érosion de la séreuse, il peut très-bien s'établir un travail ulcéreux de dedans en dehors, et, par suite, la perforation pulmonaire dans la même direction? ou bien faut-il, avec Delpech et M. Gendrin, admettre l'existence d'un point de pneumonie, sa transformation purulente, et puis enfin la rupture du petit abcès dans la plèvre ? Je n'ai trouvé aucun fait qui vînt à l'appui de l'une ou de l'autre de ces deux hypothèses : aussi me bornerai-je à constater et à accepter le fait de la perforation du poumon en dehors de la présence de tubercules, attendant pour l'expliquer de nouvelles recherches.

V. *Perforatio n des parois thoraciques* (voy. *Terminaison de la maladie,* page 58).

VI. *Cicatrisation du kyste pseudo-pleural.* — Lorsque le liquide qui constitue l'épanchement commence à se résorber, ou bien, quand l'art ou la nature lui ont frayé une voie à l'extérieur, la cavité thoracique ne tarde pas à se rétrécir. A mesure que le liquide diminue, les espaces intercostaux disparaissent, les côtes se rapprochent, l'épaule du côté malade s'abaisse, les muscles, et surtout le pectoral, diminuent de volume, etc. Dans quelques cas, la colonne vertébrale et le sternum s'incurvent, se déforment. A quoi tiennent ce rétrécissement et cette déformation ? A quelles modifications de la fausse membrane pleurale correspondent-ils ? C'est ce qu'il nous importe à étudier.

Laennec, qui le premier a bien étudié ce rétrécissement, l'attribuait à la production d'une fausse membrane fibro-cartilagineuse entre les deux feuillets de la plèvre. Tout en admettant la possibilité de ce rétrécissement par des adhérences celluleuses, il avoue n'avoir jamais rencontré, dans les rétrécissements prononcés, que le tissu fibro-cartilagineux. Celui-ci constitue, en effet, un mode particulier de cicatrisation ; mais Laennec a eu tort de vouloir le généraliser ; car Delpech, qui étudia la question après Laennec, fait à peine mention du tissu fibro-cartilagineux. Il attribue la cicatrisation du kyste au phénomène suivant : La poche pseudomembraneuse se remplit, en totalité ou en partie, de masses organiques ou pseudomembraneuses. Celles-ci s'organisent, s'unissent entre elles, et finissent par combler l'intérieur de la poche, en s'unissant et vivant en commun avec elle. D'autres fois, la fausse membrane du kyste subit la transformation fibreuse, et acquiert la faculté de rétraction dont Delpech a doué le tissu inodulaire. C'est alors que, se livrant à l'effort contractile, la poche refoule le poumon avec un effort de pression insurmontable, abaisse et aplatit les parties osseuses du thorax. Mais comme cette force de rétraction, quelque élevée qu'elle puisse être, ne suffit pas à l'oblitération de la cavité pleurale, l'espace qui reste sera comblé par le dépôt de masses pseudo-membraneuses. Cette explication de Delpech est sans contredit fort ingénieuse, mais est-elle vraie? Avant d'aborder cette discussion, voyons ce que les autres observations nous fourniront.

Larrey (*Mém. de la Société méd. d'émulation*, t. 8, p. 735) a vu, chez un homme guéri d'une pleurésie survenue à la suite d'une plaie pénétrante de poitrine, la capacité du thorax remplie d'un tissu cellulaire assez dense, et renfermant des fausses membranes couenneuses, très-épaisses, d'un tissu lardacé, cellulo-fibreux. Le poumon était complétement affaissé. Le thorax avait subi une déformation très-marquée, ainsi que j'ai pu m'en convaincre d'après une planche que Larrey fit lithographier à cette époque, et que son fils, M. le professeur H. Larrey, avec la plus rare obligeance, a bien voulu me communiquer. M. Cruveilhier (*Dict. de méd. prat.*, art. PLEURÉSIE, p. 321) décrit de la manière suivante les lésions qu'il a observées dans un cas de ce genre : « La partie antérieure droite du thorax était fortement déprimée; le diamètre antéro-postérieur de ce côté était à peine le tiers de celui du côté gauche. La face interne du thorax contenait une énorme quantité de matière caséiforme morcelée, au milieu de laquelle était, en quelque sorte, perdu le poumon, qui n'égalait pas le volume du poing, et dont le tissu était parfaitement sain. Cette matière était contenue dans un kyste fibreux, très-résistant, ayant de 2 à 3 lignes d'épaisseur, tapissant la plèvre et le poumon. Dans un autre cas, rapporté par M. Turnham (*Archives générales de médecine*, 1831, t. 1), le kyste, très-volumineux, et passé à l'état fibro-cartilagineux et osseux, renfermait une masse gélatiniforme de couleur jaunâtre. Enfin, Laennec et M. Lefaucheux (*Journal général de méd.*, t. 21, p. 49) citent des faits où la poche pseudomembraneuse n'adhérait plus à la plèvre que par du tissu cellulaire, infiltrée d'une matière gelatineuse, ou par des filaments plus ou moins lâches, et constituait un kyste distinct de la cavité séreuse.

Dans une observation que j'ai recueillie moi-même, j'ai trouvé réunis les divers modes de cicatrisation que je viens d'exposer. Cette observation étant intéressante, je la rapporte avec quelques détails.

IVᵉ OBSERVATION.

Pleurésie chronique. — Déformation du thorax. — Mort vers le déclin de la maladie.

Jacquot, vingt-six ans, menuisier, de constitution assez bonne, à système musculaire bien développé, entra à l'hôpital de la Pitié, le 7 mai 1842, salle Saint-Paul, n° 17. — Point de maladies antérieures, si ce n'est une rougeole bénigne et, depuis quelques hivers, des rhumes assez fréquents. Il y a vingt-six jours que, s'étant violemment heurté le côté droit de la poitrine contre une pièce de bois, il fut pris d'un point de côté précédé de frisson et de tous les autres signes d'une pleuro-pneumonie, qui fut combattue à l'aide de deux saignées et d'un large vésicatoire. Ce traitement actif réussit à faire disparaître la douleur, et diminuer l'oppression. Celle-ci, néanmoins, revint après quelques jours, s'accompagna d'un léger mouvement fébrile et d'un peu de diarrhée. Le malade, ne pouvant que difficilement se livrer au travail, entra à l'hôpital. A la visite du 8 mai, je notai : la face est pâle, d'un teint plombé, peu amaigrie.

Point de douleur ni de pesanteur dans la poitrine. L'oppression est modérée, le malade ne s'en plaint que lorsqu'elle augmente pendant la marche ou l'action de monter un escalier. La parole est assez brève, facilement haletante. Toux fréquente; crachats muqueux et spumeux, assez abondants. Décubitus habituel sur le côté droit. La poitrine n'offre pas une différence notable entre les deux côtés; mais, vu par derrière, le côté droit est manifestement plus ample; la colonne vertébrale est légèrement déviée à gauche. A la mensuration, le côté droit donne 38 centim., et le côté gauche 37. Les espaces intercostaux paraissent un peu élargis. Matité complète de toute la partie postérieure du thorax à droite, à partir de deux travers de doigt au-dessous de l'épine de l'omoplate; au-dessus, sonorité. En avant, tout le côté droit résonne bien, jusque vers la quatrième côte où commence une matité qui s'étend jusqu'à 2 centim. au delà de la fausse côte. A gauche, sonorité normale en avant et en arrière.

A l'auscultation, on entend le bruit vésiculaire très-prononcé dans tout le côté gauche. A droite et en avant, la respiration vésiculaire, avec expiration prolongée, devient très-faible vers la troisième côte; au-dessous de celle-ci, elle cesse complètement. En arrière, bruit respiratoire très-faible dans les fosses sus et sous-épineuses, cessant entièrement au niveau de la matité. A partir de ce point, jusqu'en bas, silence complet. La voix résonne comme à l'état normal dans toutes les parties sonores. Au niveau de la matité, en avant, cette résonnance est nulle; en arrière, retentissement très-faible, profond et légèrement tremblottant; celui-ci diminue à mesure que l'on s'approche de la base de la poitrine. Absence de vibration thoracique à la partie inférieure du côté droit.

Langue blanche, peu d'appétit, pas de soif; intégrité des autres organes. Il y a pourtant une grande faiblesse. Du reste, nulle réaction; pouls assez faible (88). (Vésicatoire sur le côté droit de la poitrine; chiendent nitré; lavem. purgatif; 2 bouillons.)

Le 10 mai, il survint, vers le soir, un mouvement fébrile assez marqué, qui commença à sept heures du soir et dura jusqu'à minuit, où il était remplacé par une abondante transpiration. Ce mouvement fébrile revint tous les jours jusqu'au 20, et fut combattue par du sulfate de quinine. A la suite de l'application successive de quatre vésicatoires, l'amélioration avait fait des progrès; la toux avait presque entièrement disparu; l'oppression était moindre. Mais, le 28 mai, les signes fournis par la percussion et l'auscultation n'avaient pas changé.

Je ne révis le malade que le 10 juillet, au retour d'un voyage que je fis à cette époque, et j'appris que l'amélioration avait fait des progrès très-sensibles. Tous les symptômes généraux avaient disparu, l'embonpoint revenait, et le malade n'était resté à l'hôpital, depuis quinze jours, qu'à cause de deux furoncles développés à la nuque et dans l'aisselle. Après un examen attentif, je notai les caractères suivants : le thorax, du côté droit, est aplati par derrière et sur le côté, l'aplatissement est surtout marqué au-dessous de l'angle inférieur de l'omoplate; en avant, l'aplatissement est moins marqué et n'est caractérisé que par un enfoncement des côtes, au nivau de l'insertion des cartilages. L'épaule droite est abaissée; l'omoplate est de 4 centim plus basse que celle du côté gauche. Incurvation de la colonne vertébrale à concavité droite. Le mamelon droit est à 3 centim. plus bas que celui du côté opposé. A la mensuration, on noté pour le côté droit 35 centim., pour le côté gauche 37 ½. A la percussion, sonorité de toute la partie antérieure jusqu'à la cinquième côte. Au-dessous, matité qui ne dépasse pas le rebord des fausses côtes. En arrière, la matité commence à 4 centim. au-dessous de l'angle inférieur de l'omoplate et s'étend jusqu'en bas. A gauche, sonorité normale. La respiration vésiculaire se fait entendre dans tous les points où existe de la sonorité. A droite, en avant, au-dessous de la cinquième côte, elle est nulle. En arrière, sur les côtés de la colonne vertébrale, bruit respiratoire faible, entendu jusqu'à la base de la poitrine. Du reste, état général excellent. Le lendemain de mon arrivée (13), le malade fut pris de fièvre; bientôt apparurent les signes d'une variole confluente à laquelle il succomba, le 25 juillet.

Autopsie, trente-six heures après la mort. — Je ne rapporterai que les lésions relatives à la maladie de poitrine. A l'ouverture de la poitrine, on trouva que du côté droit le poumon adhérait fortement aux côtes par son bord externe. La

surface pulmonaire, visible, avait l'aspect normal; le tissu était grisâtre, crépitant et parsemé de bulles d'emphysème, surtout vers le bord interne. Le sommet
du poumon, très-adhérent, est épais et crépitant. En dehors et en dedans, le
poumon est adhérent au moyen de brides très-denses. Entre le bord inférieur
du poumon droit et la face convexe du diaphragme, existe une sorte de cavité
traversée par des brides nombreuses. Cette cavité se prolonge, en arrière du lobe
inférieur du poumon, jusqu'au niveau de l'angle inférieur de l'omoplate; elle a
une largeur qui dans l'espace le plus grand, égale un diamètre de 5 centim.,
qui diminue à mesure qu'on s'élève vers le sommet. Cette cavité est en partie
vide, en partie transversée de brides. Celles-ci existent particulièrement entre
la base du poumon et la plèvre diaphragmatique, jusqu'à l'angle que forme le
diaphragme avec les côtes. Ces brides sont formées de cellulosités plus ou moins
denses, et composées de filaments et de lamelles entre-croisées, qui circonscrivent par leur réunion de petites cavités irrégulières, anfractueuses et contenant
du liquide. A la partie postérieure, les brides cessent et la cavité est vide, à parois lisses. Le liquide, renfermé par les petites cavités lamelleuses, est de la
sérosité rougeâtre; dans quelques-unes, le dépôt ressemble à de la gelée de
groseilles claire. Dans le fond même de ces cavités, on trouve deux à trois cuillerées de liquide trouble, jaunâtre, ténu à la surface, et ayant laissé déposer
une matière blanchâtre, grenue et amorphe. La fausse membrane qui tapisse la
cavité accidentelle est, à parois lisses, et sans inégalités sur la surface pulmonaire, tandis qu'à la surface costale elle offre un plissement très-curieux par sa
régularité. Ce plissement est borné aux espaces intercostaux; et là, la fausse
membrane et la plèvre qu'elle double forment une série longitudinale de replis
réticulés, analogues à ceux du second estomac des ruminants. Ces replis sont
marqués surtout à la partie inférieure et postérieure. Dans un grand nombre
d'entre eux, on trouve une matière analogue à celle que l'épanchement avait
laissé déposer. A la base, dans les espaces que laissent les brides, la fausse membrane est inégale, parsemée d'élévations irrégulières; sous l'eau, elle laisse flot-
ter des prolongements villeux. L'épaisseur de cette fausse membrane varie de 1
à 4 millim. dans les différents points. Là où elle est le plus épaisse, un examen
attentif fait reconnaître deux couches dont la superficielle se laisse facilement
détacher, en la râclant, de la couche profonde; celle-ci est, au contraire, intimement adhérente à la plèvre, et on croirait facilement à un épaississement de cette
membrane, si l'on ne trouvait à la base deux fausses membranes évidemment
superposées et distinctes de la séreuse. C'est de la couche superficielle que par-
tent les brides que nous avons décrites. Le poumon droit est sain, crépitant,
très-congestionné dans son lobe inférieur.

L'observation que je viens de rapporter participe, comme l'on peut voir, des divers modes de cicatrisation qu'avaient isolément observés les différents auteurs que j'ai nommés. En effet, la cavité pleurale était rétrécie, ses parois rapprochées, et il est probable qu'un dépôt de fausses membranes n'eût pas tardé à les réunir. Ce phénomène, d'ailleurs, avait déjà eu lieu entre la base du poumon et la partie supérieure du diaphragme. Le rapprochement des côtes, et par suite, l'affaissement des parois thoraciques, avaient donné lieu à un fait curieux : la fausse membrane et la plèvre qui tapissaient les espaces intercostaux avaient subi une sorte de plissement assez régulier. C'était une série de replis longitudinaux coupés de replis transversaux qui donnaient assez bien à ces parties l'aspect des valvules conniventes du duodénum. Dans les enfoncements que circonscrivaient ces replis, j'ai trouvé un détritus blanchâtre, mou et caséeux, formé par du pus concret. Ces replis étaient bornés aux espaces intercostaux, nombreux surtout vers l'hypochondre, ou la partie la plus convexe des vraies côtes. Ils correspondaient évidemment aux espaces intercostaux qui avaient subi la plus forte distension. Cette disposition plissée de la plèvre et de la fausse membrane qui la revêt, dont je tirerai parti en discutant l'opinion de Delpech, avait déjà été notée par Laennec, qui, dans l'observation 44, compare l'aspect de la plèvre à celui d'une pomme ridée.

Dans tous les cas que je viens de rapporter, la poche pseudomembraneuse disparaissait par suite d'une véritable oblitération produite soit par des masses pseudomembraneuses, soit par la partie concrète du pus. Il est possible néanmoins que les parois de la cavité pseudomembraneuse, au lieu de s'accoler, restent plus ou moins écartées. La cavité est vide, les parois ne sécrètent plus rien. MM. Fréteau (*Journal général de méd.*, t. 47, p. 132) et Lefaucheux ont observé des cas de ce genre. Après une et deux années de maladie, on trouva la cavité pleurale vide, les parois sèches et éloignées de 3 à 5 centim. l'une de l'autre.

Il résulte des détails dans lesquels je viens d'entrer que les phéno-

mènes de terminaison de la pleurésie chronique sont : 1° l'accolle-
ment des parois de la cavité pseudomembraneuse, par un dépôt de
fausses membranes, susceptibles de s'organiser ou de subir la transformation cartilagineuse, et même osseuse ; 2° la persistance du kyste,
et quelquefois son isolement complet ; 3° la disparition complète de
l'épanchement, où, le plus ordinairement, la résorption de la partie
séreuse du liquide, et la persistance de la partie solide sous forme
d'une matière gélatineuse ou caséeuse.

Ces modes de cicatrisation étant admis, quelle sera la cause de l'affaissement des parois thoraciques ? Nous avons vu quel rôle Delpech
faisait jouer, dans ce cas, à la puissance de rétraction du tissu inodulaire.
Mais le célèbre chirurgien de Montpellier a été évidemment entraîné
trop loin par les conséquences de son observation. La fausse membrane pleurale diffère à beaucoup d'égards de la fausse membrane
pyogénique extérieure, et leurs propriétés et les modifications qu'elles
peuvent subir doivent également différer. Du reste, la propriété ré-
tractile que lui attribue Delpech, loin d'être démontrée, est évidemment contredite par les faits que j'ai rapportés. J'ai insisté sur la disposition plissée de la membrane qui tapisse les espaces intercostaux,
parce qu'elle est en opposition directe avec la théorie de Delpech. Pour
agir sur les parties osseuses avec une force capable de les affaisser, il
faudrait que la membrane dont la puissance de rétraction produira cet
effet commençât par se rétracter elle-même. Or, j'ai vu que le plissement était d'autant plus marqué que les espaces intercostaux étaient
plus rapprochés ; et l'existence de ce plissement n'est pas explicable avec
la rétractilité de tissu. Delpech reconnaît, en outre, la nécessité d'un point
fixe, pour que la membrane puisse exercer sa faculté de rétraction con-
centrique. Ce point fixe est fourni, dit-il, par les parties osseuses, la
colonne vertébrale, le sternum, etc. Mais il me semble que, s'il en était
ainsi, la rétraction de la membrane, au lieu de refouler le poumon,
comme le suppose Delpech, aurait, au contraire, pour résultat de
l'attirer. Le tissu pulmonaire, étant plus mou et moins résistant que
les parties osseuses, serait attiré dans la cavité thoracique bien avant

que ne commencerait l'affaissement des côtes, dont le point d'appui est nécessaire à la fausse membrane ; et c'est ce qui n'a pas lieu.

Il me paraît beaucoup plus rationnel d'expliquer ce rétrécissement par un fait physique très-simple. Dans l'état normal, la cage osseuse du thorax est maintenue dilatée par différentes causes, dont la principale est la présence d'un tissu élastique résistant (le tissu pulmonaire). Si la résistance de ce tissu vient à être augmentée, comme cela arrive dans l'emphysème pulmonaire, le thorax se déforme, devient plus ample ; la déformation sera portée beaucoup plus loin, si le tissu pulmonaire est remplacé par un liquide ou un gaz. C'est ce que l'on voit dans les épanchements. Eh bien ! ce qui arrive dans ces cas doit arriver aussi quand aucun liquide ni tissu pulmonaire ne maintiennent le thorax ; seulement, cela a lieu dans un ordre inverse, c'est-à-dire que la cavité thoracique s'affaisse. Les adhérences surviennent ensuite, augmentent le rétrécissement, mais le fait primitif est l'affaissement des côtes ; parce qu'elles ne sont plus maintenues écartées, et sans doute aussi, comme le fait remarquer Laennec, parce que le vide ne saurait exister dans l'économie animale.

CHAPITRE II.

DESCRIPTION DE LA MALADIE.

Je n'ai qu'un petit nombre de faits à ajouter aux descriptions que l'on a données de la pleurésie chronique, et je n'aborderais pas cette question s'il ne me paraissait utile de distinguer les deux formes que j'ai admises. Cette distinction, importante pour le pronostic, me semble être d'un haut intérêt pour la thérapeutique, et spécialement pour l'opération de l'empyème. C'est pour cela que j'essayera de la rechercher.

Je n'ai malheureusement que peu d'éléments pour ce travail, mes observations sont peu nombreuses, et ma tentative sera nécessairement incomplète. Mais je suis persuadé que des recherches dirigées dans ce sens ne tarderont pas à donner des résultats plus précis que ceux que je suis en mesure de fournir.

Je prendrai pour base de mes descriptions les observations que j'ai recueillies et dont j'ai rapporté plusieurs avec détail dans ce seul but. Je serai forcé pourtant, pour compléter certains points, de recourir aux descriptions connues.

Tout d'abord il importe de rectifier une erreur qu'a commise M. Heyfelder (*Arch. gén. de méd.*, 1839, t. 5) dans son excellent mémoire. Cet observateur, sur 20 cas de pleurésie chronique, a trouvé qu'elle existait 15 fois à gauche, et seulement 5 fois à droite. Les âges ont varié depuis 3 à 59 ans. Je suis arrivé à des résultats différents, et cela tient sans doute à ce que j'ai agi sur un chiffre de malades plus élevé. En analysant 40 observations de pleurésie chronique rapportées dans différents auteurs, et en y joignant les faits que j'ai recueillis moi-même, j'ai trouvé que, sur 68 cas, il y a eu 45 hommes et 13 femmes ; que, suivant les âges, il y a eu :

De 2 ans et ½ à 15 ans...........	13 cas.
De 15 ans à 30 ans..........	28
De 30 ans à 60 ans..........	14
Age indéterminé..................	3

Le côté droit de la poitrine était 30 fois le siége de la maladie, et le côté gauche 28 fois.

1° *Pleurésie chronique avec épanchement séreux.* — Elle succède rarement à la pleurésie aiguë, plus rarement encore elle survient chez les individus atteints d'une cachexie quelconque, tuberculeuse ou autre. Généralement elle se manifeste sourdement, sans aucun symptôme pyrétique, et ne donnant lieu qu'à une dyspnée modérée, et, dans un grand nombre de cas, à une certaine difficulté à rester couché sur l'un des côtés de la poitrine. La maladie peut rester fort longtemps à ce point, sans que l'individu affecté réclame des secours. Ceci n'arrive guère qu'à l'occasion d'exacerbations dans la dyspnée, ou de l'apparition d'une autre maladie, bronchite, etc. Rarement alors il existe de la douleur ; elle est remplacée par une sensation de pesanteur occupant tout le côté malade, s'étendant quelquefois à l'épaule, quelquefois à l'hypochondre, jusque dans l'abdomen. Il est des cas où la douleur et la pesanteur sont nulles, témoin l'observation si connue de M. Andral, et celle que j'ai moi-même rapportée (voyez 1re obs.). La dyspnée n'a manqué dans aucune de mes observations ; tantôt très-modérée, et alors le malade s'en aperçoit à peine et ne s'en plaint pas ; tantôt plus intense, elle devient assez vive pendant les grands mouvements, la marche, l'action de parler, et surtout le décubitus sur le côté opposé à celui ou siége la maladie. Il n'est pas fréquent qu'en dehors des circonstances que je viens de mentionner, la dyspnée acquière une grande intensité ; il est moins fréquent encore qu'il survienne des accès de suffocation. Ainsi, sur 40 observations d'empyème détaillées, que j'ai trouvées dans différents auteurs, l'opération n'a été pratiquée que 6 fois pour des épanchements séro-albumineux, et nous verrons plus tard, que c'est toujours pour remédier à une suffocation imminente, que, dans ces cas, on a recours à l'opération. Je dois ajouter pourtant qu'il est des circonstances où cette suffocation peut devenir telle, qu'elle emporte le malade. La toux n'offre aucun caractère particulier dans la pleurésie chronique. Ordinairement elle est le symptôme d'une maladie concomitante, bronchite ou autre, et revêt dans ces cas des caractères variables, dont le plus constant est d'être assez brève et fatigante. L'expectoration est elle-même en rapport avec la maladie concomitante, et n'offre aucun caractère spécial. Le décubitus a lieu ordinairement sur le côté affecté ; l'oppression augmente quand il a lieu du côté opposé ; et lorsque cela arrive par hasard pendant la nuit, les malades ne tardent pas à se réveiller en sursaut avec une sensation angoissante fort pénible. Le décubitus habituel sur l'un des côtés de la poitrine, avec augmentation de l'oppression dans le cas opposé, est souvent le seul indice de la forme de pleurésie que je décris, et c'est à ces cas qu'on a réservé le nom de *pleurésie latente.* Il ne faut pas croire pourtant que le malade ne puisse jamais se coucher que sur le côté affecté, il n'est pas rare d'en rencontrer qui se couchent indifféremment sur les deux côtés, et d'autres qui ne peuvent rester que sur le dos. En même temps, le côté malade acquiert un développement qui est en rapport avec l'abondance de l'épanchement, développement qui se communique quelquefois au côté correspondant de l'abdomen, surtout quand la maladie siége à droite. Les côtes subissent un redressement graduel, qui, d'un angle très-aigu qu'elles formaient avec l'axe du corps, se rapprochent de la perpendiculaire, qu'elles n'atteignent que dans des cas exceptionnels. Ce redressement est plus marqué à la partie latérale et postérieure qu'à la partie antérieure. Il est également très-notable à la partie inférieure, vers les fausses côtes, où il détermine une sorte de soulèvement caractéristique. Par suite de ce redressement, les espaces intercostaux s'étendent, s'élargissent, et arrivent au niveau de la surface externe des côtes. Elles peuvent, dans quelques cas, avoir un demi-centimètre de plus en hauteur que celles du côté opposé. Dans des circonstances plus rares, ces espaces intercostaux deviennent saillants, tendus, et l'on peut facilement percevoir la fluctuation du liquide à travers leur épaisseur. On a noté plusieurs fois, en même temps que cette déformation du thorax, la déviation du rachis du côté opposé à l'épanchement.

A la percussion, on trouve une matité absolue et sans élasticité dans toute la hauteur de la poitrine occupée par l'épanchement ; elle cesse à son niveau. Il est très-rare qu'à la partie antérieure, la matité existe sur une ligne de niveau avec celle de la partie postérieure. Le plus souvent la sonorité s'étend en avant jusqu'à la quatrième et cinquième côte, quand, en arrière, la matité dépasse l'angle inférieur de l'omoplate. Lors même que l'épanchement est énorme, on trouve de la sonorité à la région claviculaire. Je n'ai jamais pu obtenir le déplacement du liquide, quelle que soit la position que j'aie fait prendre au malade.

A l'auscultation, on constate que, lors même que la matité est la plus élevée, le bruit respiratoire est rarement tout à fait aboli. On le retrouve toujours au sommet de la poitrine, avec des caractères variables : tantôt il est plus faible qu'à l'état normal, tantôt on entend l'inspiration seule ; d'autres fois, c'est l'expiration qui prend le caractère râpeux et plus communément celui de souffle léger. Ce bruit respiratoire s'affaiblit au niveau de la matité pour disparaître complétement. Dans un certain nombre de cas, le bruit respiratoire, devenu très-faible, ne cesse pas au niveau de la matité et s'entend en arrière le long de la colonne vertébrale. Il peut alors se propager sur les côtés, et être entendu sur la partie latérale de la poitrine, lors même que l'épanchement est très-abondant. Le bruit de souffle, ou, mieux, la respiration soufflée, ne s'observe que rarement dans la pleurésie chronique ; ce n'est que dans les cas où l'épanchement, de date assez récente, a été primitivement très-abondant, que j'ai pu l'entendre. Il existait alors à la partie antérieure et supérieure de la poitrine, dans les deux tiers de sa hauteur. D'ailleurs, il ne tarde pas à disparaître, et je ne l'ai jamais observé au niveau de la matité, lorsque l'épanchement était ancien.

Le retentissement de la voix existe, quelle que soit la quantité de l'épanchement. Elle offre des caractères différents, suivant qu'on ausculte sur les limites de la matité ou au delà. Dans ce dernier cas, la voix semble arriver des profondeurs de la poitrine, elle a un timbre clair, net, sans être pourtant assez distinct pour qu'on perçoive les mots : il s'y joint quelquefois un léger tremblement. Sur les limites de la matité, la voix offre la résonnance superficielle argentine de l'égophonie.

L'épanchement, lorsqu'il est abondant, refoule les organes qui avoisinent la cavité qu'il occupe. Ces organes varient suivant cette cavité elle-même. Ainsi le cœur est refoulé à droite jusque sous la mamelle dans l'épanchement du côté gauche; le foie peut être refoulé à plusieurs centimètres au delà du rebord des fausses côtes. (M. Damoiseau a fait reconnaître tout le parti qu'on pouvait tirer de la connaissance de ce refoulement et de la réascension du foie, pour suivre la décroissance de l'épanchement.)

Les symptômes généraux offrent des caractères variables. La fièvre est en général modérée ou nulle. Dans les observations que j'ai recueillies, le pouls est resté calme, médiocre, mou, dépressible; il varie de 75 à 85; jamais je n'ai noté de mouvement fébrile vers le soir. Je dois ajouter à cette description l'infiltration séreuse de la poitrine et des extrémités, infiltration bornée quelquefois au côté du corps correspondant au siége de l'épanchement. Enfin, il se joint souvent à ces symptômes de la pâleur générale ou une teinte bleuâtre avec bouffissure de la peau qui est fort caractéristique.

La maladie peut persister dans ce même état pendant un très-long temps; je rapporterai une observation où elle datait de deux ans. Quelquefois alors il survient irrégulièrement, et le plus souvent sous l'influence de causes extérieures, écarts de régime, refroidissement, etc., une exacerbation caractérisée par un accroissement des phénomènes de dypsnée, par de la douleur dans le côté malade, l'apparition de la fièvre, etc. Ce passage de la pleurésie à l'état aigu ne dure pas au delà de quelques jours, et peut être suivi de la résorption plus rapide du liquide ou de la transformation purulente de celui-ci. Dans ce dernier cas, la maladie revêt tous les caractères de la deuxième forme. Le plus ordinairement la maladie tend vers la guérison, le liquide épanché se résorbe, quelquefois avec une telle lenteur que la guérison n'est complète qu'au bout de plusieurs années. La poitrine se rétrécit, les fonctions du poumon se rétablissent ou restent abolies, sans laisser à leur suite d'autre incommodité que de l'essoufflement. Enfin, et plus rarement, le malade succombe à des accès de suffocation quelquefois instantanés, sans que rien avant la mort ait pu faire conjecturer cette terminaison. Jamais on n'a observé dans la forme de pleurésie que je décris , l'évacuation du liquide par les bronches ou par une ouverture spontanée des parois thoraciques.

2° *Pleurésie chronique avec épanchement purulent.* — Elle succède le plus souvent à la pleurésie aiguë, et dans ces cas il est rare que la fièvre cesse entièrement, et lorsque cela arrive, ce n'est que par intervalles peu prolongés. Mais presque toujours elle reparaît vers le soir, et de temps en temps à l'occasion d'un écart de régime, et quelquefois sans aucune cause elle redevient intense. Quand la maladie est primitivement chronique, et cela arrive chez les individus affectés d'une cachexie, et surtout de la cachexie tuberculeuse, l'épanchement, primitivement latent, ne tarde pas à faire naître les phénomènes fébriles que je viens d'indiquer. Les organes abdominaux acquièrent de la susceptibilité, la digestion est pénible, il survient de la diarrhée, des vomissements ; bientôt la physionomie s'altère, la face devient d'une pâleur livide, terreuse, l'amaigrissement se manifeste, fait des progrès généralement rapides, et s'accompagne de tous les phénomènes de la fièvre hectique. Ceux-ci arrivent plus lentement dans la pleurésie primitivement chronique. Ainsi, ce qui domine dans les symptômes généraux de la pleurésie purulente, ce sont les phénomènes de la consomption, tandis que ceux-ci n'arrivent dans la pleurésie séreuse que très-lentement, et seulement après le passage de la maladie à l'état aigu.

Les symptômes locaux offrent encore moins de différences. En général, le sentiment d'endolorissement du côté malade est plus marqué ; il est rare qu'il n'y ait pas de douleur ou de pesanteur étendue à l'épaule et à l'abdomen. La dyspnée est plus marquée, les accès de suffocation plus fréquents, et il est rare que le malade, comme dans la pleurésie séreuse, puisse vaquer à ses occupations sans être incommodé. J'ai en ce moment sous les yeux un jeune homme de vingt ans, de constitution assez chétive, et qui porte depuis trois mois un épanchement localisé à la partie inférieure de la poitrine du côté droit sans aucun signe de tuberculisation. Il est pâle, amaigri. Tous les

soirs il survient une accélération marquée du pouls. Il peut se livrer
à quelques occupations, mais une marche un peu prolongée l'essouffle, le fatigue, l'action de se pencher augmente l'oppression;
celle-ci est constante. La parole est brève, haletante. Il y a loin de ces
symptômes à ceux que j'ai notés dans ma première observation.

La toux est fréquente, l'expectoration variable; en général il y a
une grande susceptibilité du poumon. L'épanchement survient graduellement et avec lenteur; on peut suivre ses progrès par la percussion, l'auscultation et l'inspection; mais ces derniers modes d'exploration ne fournissent pas de résultats particuliers.

La marche de la maladie est plus caractéristique, et sous ce rapport deux phénomènes méritent l'attention; ce sont : 1° l'issue du pus
à travers une perforation des parois pectorales; 2° la formation d'une
fistule pulmonaire. Le premier arrive à une époque variable de la
maladie, et le plus souvent est précédé de l'apparition d'une ou de plusieurs tumeurs à la région antérieure et postérieure de la poitrine.
Dans un cas que j'ai observé, le quatrième et le cinquième espace
intercostal offraient une saillie et une tension telles, que la rupture
de l'un d'entre eux paraissait imminente. Ces tumeurs, qu'elles soient
ouvertes par la nature ou l'art, donnent issue au liquide épanché. La
perforation du poumon arrive également à une époque variable; le
plus souvent c'est quand la maladie dure déjà depuis longtemps. On
ne sait des conditions nécessaires à sa formation, que la présence d'un
épanchement purulent dans la poitrine (je n'ai pas à m'occuper de
celles qui succèdent à une caverne tuberculeuse ou gangréneuse ouverte dans la plèvre). Elle est caractérisée par l'expectoration brusque
d'une plus ou moins grande quantité de pus, à laquelle se joignent
tous les autres signes d'un hydropneumothorax, souffle amphorique,
tintement métallique, etc. Les deux phénomènes que je viens d'indiquer appartiennent exclusivement à la pleurésie purulente. Celle-ci
ne guérit que très-rarement par résorption. Malgré l'opinion de M. Bérard, il se peut que la partie séreuse du pus soit résorbée, et que la
partie solide, les globules, contenus dans un kyste à parois épaisses,

reste enfermée dans la poitrine, et s'y présente sous forme d'une matière blanchâtre, comme caséeuse. L'observation de M. Cruveilhier me paraît être un exemple de ce genre ; mais ce n'en est pas moins un fait très-rare. Dans la plupart des cas, cette maladie se termine par la mort, soit par dépérissement progressif, comme dans la phthisie, soit par suffocation, quand, à la suite d'une perforation du poumon, le pus ayant envahi les canaux bronchiques ne peut être expulsé. Je ne connais pas d'exemple de mort subite dans cette forme de la pleurésie.

Les caractères différentiels que je viens de tracer sont, comme l'on a pu voir, basés exclusivement sur les symptômes généraux et la marche de la maladie. Ils suffiront souvent pour distinguer les deux formes, lorsqu'elles existeront dans leur état de simplicité. Malheureusement il n'est pas rare de les voir se transformer l'une dans l'autre, et échanger en quelque sorte leurs symptômes; d'autres fois une pleurésie chronique apparaît, offrant la réunion dés caractères de la forme séreuse et de la forme purulente. C'est dans ces cas surtout que de nouvelles recherches seront utiles pour compléter les nombreuses lacunes que j'ai laissées dans ma description.

CHAPITRE III.

TERMINAISONS DE LA MALADIE.

La pleurésie chronique, après avoir duré un temps plus ou moins long, se termine par la mort ou par la guérison du malade.

La mort à lieu, 1° par dépérissement progressif, comme dans la phthisie; 2° par suffocation instantanée.

A. Je ne m'arrêterai qu'à ce dernier mode. M. Cruveilhier a, dans son excellent travail sur la pleurésie, appelé l'attention sur la mort subite qui survient quelquefois dans cette maladie passée à l'état chronique. Il rapporte une observation où la maladie, qui offrait tous les caractères d'une maladie du cœur, se termina par suffocation, et avec tous les phénomènes de l'asphyxie. A l'autopsie, on ne trouva, pour expliquer la mort, qu'un épanchement *séreux* très-considérable dans la cavité gauche du thorax, sans aucune lésion de l'appareil circulatoire. J'ai eu occasion d'observer deux faits du même genre, avec la différence que la suffocation fut instantanée, sans avoir été précédée d'accès de dyspnée; et sans que rien pût faire redouter l'issue si rapidement funeste de la maladie. L'une de ces observations est rapportée page 16. Voici la seconde.

Ve OBSERVATION.

Épanchement considérable du côté droit de la poitrine. — Mort subite.

Le nommé Maillie, âgé de trente-six ans, se présenta à l'hôpital de la Pitié, le 24 septembre 1842, avec tous les symptômes d'un embarras gastrique ; il fut couché salle Saint-Paul, n° 10. A la visite du lendemain, il nous dit avoir joui d'une bonne santé, sauf des rhumes fréquents et une fluxion de poitrine qu'il eut à l'âge de vingt-cinq ans. Il y a trois mois, après s'être exposé à la pluie, il fut pris d'une fièvre suivie de chaleur et de sueur; bientôt survint un point de côté avec oppression, fièvre, toux, etc. Il resta couché pendant sept jours ; il put reprendre son travail au bout de douze jours, sans ressentir d'autre incommodité qu'un peu d'oppression et d'étouffement : il ne put cependant travailler autant qu'à l'ordinaire; le sommeil était bon, mais il remarqua qu'il ne pouvait dormir sur le côté gauche. Les symptômes d'embarras gastriques datent de quatre jours, et sont très-caractérisés.

Pendant mon exploration, je fus frappé de l'essoufflement du malade lorsqu'il me parlait ; je portai dès lors mon attention sur la poitrine, et je notai une saillie considérable que faisaient les fausses côtes à l'hypochondre droit. Du reste, tout le côté droit offre un développement marqué, tant à la face antérieure qu'à la face postérieure ; les espaces intercostaux sont élargis, et repoussés presque au niveau des côtes. La mensuration, au-dessous des aisselles, donne, à droite : 42 centim., à gauche, 42 centim. ½ ; au niveau des hypochondres, on trouva pour le côté droit, 39 centim., pour le côté gauche, 37 centim. $\frac{1}{2}$. Matité complète et absolue de tout le côté droit en avant et en arrière ; en avant, la matité s'étend jusqu'au bord gauche du sternum. Le côté droit offre une sonorité normale. A l'auscultation, on ne perçoit aucun bruit respiratoire du côté droit, dans toute la hauteur de la poitrine, excepté au sommet, où l'on entend profondément, dans l'étendue de deux à trois travers de doigt, un faible bruit de souffle correspondant à l'expiration : ce bruit de souffle est marqué surtout en avant ; en arrière, dans la fosse sus-épineuse, on n'entend qu'un bruit respiratoire très-faible. Retentissement de la voix au sommet de la poitrine ; dans le reste de son étendue, on entend, quand le malade parle, un bruit sourd et profond, mais non distinct. Point de vibration thoracique. Oppression presque nulle (25 expirations) ; pourtant la parole devient rapidement haletante. Décubitus habituel à droite, toute autre position est gênante ; du reste, point de douleur ni de sentiment de pesanteur dans le côté droit. A gauche, la respiration est puérile ; le cœur semble repoussé en avant et en bas ; point de fièvre ; pouls développé, à 85.

A la suite de l'administration d'un éméto-cathartique, et plus tard d'un purgatif, les symptômes d'embarras gastrique disparurent, lorsque, un mois après son entrée à l'hôpital, le malade descendit au jardin après le repas du matin. Là il se prit de querelle avec un de ses camarades de salle ; il se mit en colère et devint, m'a-t-on dit, fort pâle. Il remonta bientôt pour se coucher, se trouvant un peu plus mal ; arrivé à son lit, il s'affaissa, et quand on courut vers lui il était mort.

A l'*autopsie,* on ne trouva rien d'anormal dans le cerveau ou ses membranes.

Après avoir enlevé le sternum, et mis à découvert les deux cavités thoraciques, on remarqua que, à droite, le poumon était remplacé par un énorme épanchement de sérosité citrine tenant en suspension des flocons albumineux qui s'étaient déposés au fond de la cavité, où l'on trouva aussi une couche de liquide jaunâtre offrant l'apparence du pus. Le poumon était refoulé à la partie supérieure de la poitrine, où il apparaissait sous la forme d'une masse logée entre la troisième côte et le sommet. La face inférieure de cette masse pulmonaire, et toute la cavité pleurale, sont tapissées par une fausse membrane assez dense, grisâtre, et d'un aspect comme lardacé ; elle paraît uniformément épaisse dans ces divers points, et cette épaisseur est de 3 millim. Elle est généralement très-adhérente à la plèvre, dont elle ne se laisse que difficilement séparer. La fausse membrane qui tapisse la face inférieure du poumon est plus épaisse, plus dense, que dans les autres points ; elle ne se laisse pas détacher de la plèvre sous-jacente, et offre, en quelques parties, une épaisseur de 5 à 6 millim. La masse pulmonaire, réduite au volume d'un poing, très-adhérente par des filaments

membraneux, offre un tissu grisâtre, mollasse, crépitant en plusieurs points.
L'insufflation réussit à lui donner le volume de deux poings. Le poumon gauche
est turgescent, noirâtre à la surface ; le lobe inférieur et une partie du lobe supérieur sont le siége d'un engouement très-prononcé ; le tissu est friable, mais
il ne gagne pas le fond de l'eau.

Les autres organes n'offrent aucune lésion notable ; le foie est refoulé, et dépasse de 4 centim. le rebord des fausses côtes.

L'observation que je viens de rapporter et celle que j'ai citée à la
page 16 ont entre elles, sous le rapport des symptômes, la plus frap-
pante analogie. Aucun des deux malades n'est venu à l'hôpital pour la
maladie de poitrine, et pourtant celle-ci devait exister depuis trois
mois pour l'un, et depuis un temps indéterminé pour l'autre. L'épanchement était énorme, et n'avait déterminé d'autres symptômes
qu'une dyspnée assez légère pour n'être perçue par le malade que
dans des circonstances extraordinaires. Dans l'un et l'autre cas, c'est
le hasard qui a amené à la découverte de l'épanchement, et, dans les
deux cas aussi, la mort est venue subitement terminer une vie que
rien ne paraissait menacer. Il est difficile de s'expliquer la cause de la
mort dans ces cas : faut-il l'attribuer à ce que les fonctions de l'un des
poumons étant abolies, si quelque accident vient à entraver la respiration du côté sain, il a pu survenir une véritable asphyxie ? Dans la cinquième observation, la mort est survenue à la suite d'une querelle, et
le malade venait de manger. Ces circonstances ont-elles favorisé une
congestion pulmonaire, et par suite un embarras momentané dans la
respiration du côté sain ? Tout ce que l'on peut dire, c'est que cette
congestion existait, puisqu'elle a été constatée par l'autopsie. De plus,
elle doit survenir très-facilement dans le cas qui nous occupe, parce
qu'un seul poumon reçoit tout le sang destiné aux deux organes, et
qu'il ne faut qu'une influence légère pour activer l'abord du sang :
ceci, d'ailleurs, n'est qu'une hypothèse à laquelle je tiens fort peu. Il
serait plus intéressant de savoir si l'opération de l'empyème, pratiquée
dans des cas de ce genre, empêcherait la terminaison fatale. M. Cru-

— 58 —

veilhier n'hésite pas à penser que l'opération eût sauvé son malade. Je ne pense pas qu'elle eût été d'un grand secours dans les deux cas que j'ai observés ; il y avait, en effet, une telle densité de la fausse membrane, et un refoulement si complet du poumon, que l'insufflation n'a pu qu'à grand'peine introduire de l'air dans son tissu, et il est probable qu'il n'eût pu que très-peu ou pas du tout reprendre ces fonctions. Du reste, rien, dans ces cas, n'indiquait la nécessité immédiate d'un secours auquel nous verrons qu'il ne faut recourir que dans des circonstances déterminées.

Une dernière remarque à propos des faits qui nous occupent, c'est que tous trois appartiennent à des pleurésies séreuses, et que je n'ai trouvé dans la science aucune observation de mort subite dans la pleurésie purulente ; je suis donc, jusqu'à plus ample informé, autorisé à conclure que ce mode de terminaison appartient à la pleurésie séreuse.

B. La guérison a lieu : 1° *par la résorption du liquide épanché et des fausses membranes ou l'organisation de celles-ci.* — Cette terminaison, commune dans la pleurésie séreuse, est rare dans la pleurésie purulente ; elle est caractérisée par la diminution graduelle de tous les symptômes, et surtout par la dépression du côté malade. La matité disparaît lentement, et persiste quelquefois toujours ; le bruit respiratoire ne reparaît que rarement dans toute l'étendue de la poitrine. La dépression du thorax augmente et devient un rétrécissement plus ou moins considérable. On n'a rien ajouté à la description qu'a donnée Laennec de ce rétrécissement ; seulement, M. Chomel a constaté qu'il pouvait disparaître, et que le côté rétréci redevenait quelquefois aussi ample que le côté sain.

2° *Par perforation spontanée des parois thoraciques.* — Ce mode de terminaison appartient exclusivement à la pleurésie purulente ; j'en ai trouvé dans les auteurs un grand nombre d'exemples, et entre autres douze sur lesquels on pratiqua l'opération de l'empyème. Dans tous ces

cas , la perforation avait été précédée par l'apparition d'une tumeur
d'un volume qui variait depuis un œuf jusqu'à celui d'une tête d'enfant.
Cette tumeur était généralement molle , fluctuante, accompagnée d'œ-
dème et d'empâtement des tissus environnants ; elle disparaissait quelquefois par le décubitus sur le côté opposé ou par la pression ; mais ce
caractère n'était pas constant, à cause de la facilité qu'a le pus de fu-
ser dans le tissu cellulaire. Le plus ordinairement , cette tumeur siégeait à la partie antérieure ou latérale de la poitrine, vers la cinquième
ou septième côte ; elle a été trois fois observée à la région sous-claviculaire , entre la clavicule et la première côte. MM. Lefaucheux et Gendrin ont rapporté des observations où elle siégeait à la partie postérieure , vers la région lombaire. Fréquemment on observe plusieurs
tumeurs situées dans des régions différentes. M. Bingham (*Gazette
médicale*, 1833.) a vu une première tumeur au milieu du cinquième
espace intercostal , et une deuxième sous la clavicule gauche. Dans un
cas rapporté par Delpech , il existait trois tumeurs : l'une sous le
grand pectoral , l'autre à la partie antérieure et inférieure , vers le
cartilage de la neuvième côte , et une troisième en arrière , entre la
neuvième et la dixième , à 4 pouces du rachis. Ces diverses tumeurs
existaient en même temps dans les différentes parties de la poitrine ;
quelquefois pourtant elles se succédaient , et une deuxième tumeur
apparaissait lorsque déjà une première donnait issue au pus épanché.

Après un temps plus ou moins long, cette tumeur, dont les parois
vont graduellement en s'amincissant , s'ouvre spontanément quand l'art
ne s'en est pas chargé , et donne issue au pus contenu dans la plèvre ;
mais l'écoulement de ce liquide est loin d'être également facile dans les
différents cas. Lorsque l'ouverture existe dans le cinquième espace
intercostal , et qu'elle n'est pas rapprochée de la paroi postérieure , il
est rare que le pus soit évacué en totalité ; souvent alors l'ouverture
devient fistuleuse , et la fistule peut persister pendant cinq , six , dix-
huit mois , et même dix ans (Kortens , *Hufeland's journal*, 1834). Dans
d'autres cas, le liquide étant évacué une première fois, l'ouverture se
ferme pour se rouvrir sous la pression d'un nouvel épanchement plus

abondant, ou bien enfin l'ouverture restant fermée, ou ne donnant issue qu'à une petite quantité du liquide épanché, il y a nécessité de recourir à l'opération de l'empyème. C'est dans ces différentes circonstances qu'il survient quelquefois, comme pour venir en aide à la nature, une perforation pulmonaire suivie de l'expectoration d'une plus ou moins grande quantité de pus. MM. Pézerat (*Journ. complém. des sciences méd.*, t. 33) et Reybord (*Gaz. méd.*, t. 353, 1841) ont rapporté des faits de ce genre.

Les inconvénients assez sérieux que je viens de signaler se retrouvent à un bien moindre degré, quand la tumeur siége à la partie postérieure et s'ouvre en ce point. Dans l'observation de Delpech, la tumeur, ouverte en arrière, entre la neuvième et la dixième fausse côte, donna issue à 3 pintes de pus, et dès le même jour, le cœur, qui avait été dévié, revint à sa place, et au bout d'un mois, la poitrine avait subi un rétrécissement considérable. Mais une autre tumeur, siégeant en avant, s'étant ouverte à trois reprises, la guérison ne fut complète qu'au bout de six mois. L'observation de M. Lefaucheux est bien plus concluante. La tumeur, siégeant à la région lombaire, avait le volume d'une tête d'enfant; elle s'ouvrit spontanément, et laissa s'écouler, dans l'espace de deux jours, 22 livres de pus. Cinq jours après l'opération, il sortait à peine du pus liquide par la plaie; les forces revenaient, et le malade put se promener. Ayant succombé un mois après à un tétanos, on ne trouva plus, dans le kyste pleural, que quatre cuillerées de pus grisâtre, et le kyste communiquait à l'extérieur par une fistule de 2 pouces de long. — J'ai moi-même observé un cas fort curieux et analogue à celui que je viens de rapporter. Chez un enfant qui succomba le 2 janvier 1844 dans le service de M. Guersant père, aux scrofuleux, je trouvai une large perforation de la plèvre, dans le septième espace intercostal, à 4 centim. du rachis. Il n'y avait plus une goutte de pus dans la cavité pleurale; celle-ci était, dans toute son étendue, tapissée par une fausse membrane molle; le poumon, déjà volumineux et crépitant, était également recouvert par la fausse membrane éraillée en plusieurs points. La perforation pleurale communiquait avec l'extérieur par une ouverture de la peau placée à 6 centim. au-dessous, et dans l'intervalle, la peau était largement décollée. J'appris plus tard que cet enfant, que je n'avais pu examiner, était entré depuis cinq jours, et que son oreiller était constamment baigné par le pus qui s'écoulait d'un *abcès du dos*.

Je crois que les différents faits sur lesquels je viens de m'appesantir prouvent que, lorsque la perforation a lieu en avant ou sur le côté, le pus s'écoule lentement et difficilement; que cette difficulté peut faire naître des accidents, et qu'enfin l'ouverture peut rester fistuleuse pendant un très-long temps; tandis que si la perforation se fait au point le plus déclive, l'écoulement du pus est plus facile, plus complet, et la guérison est, par suite, plus rapide et plus sûre. — Ces considérations ne me permettent donc pas de partager l'opinion de mon maître, M. Cruveilhier, qui pense que dans l'empyème il suffit d'ouvrir une issue au liquide. Quel que soit le lieu où existe cette ouverture, fût-ce au-dessus de la clavicule, le liquide, dit-il, s'y porte dans l'expiration. Je démontrerai plus tard que la cavité thoracique distendue par un épanchement offre beaucoup d'analogie avec un vase inerte rempli de liquide; que l'expiration n'a sur l'écoulement du pus qu'une influence très-médiocre, parce que le poumon se développe très-lentement; que la rétraction de la poitrine, très-lente aussi, n'agit pas plus efficacement, et que, dans l'empyème, comme dans la perforation spontanée, le lieu d'élection pour l'ouverture doit être le point le plus déclive, et, autant que possible, la partie postérieure et inférieure de la poitrine. J'ajouterai encore que la terminaison par perforation des parois thoraciques est la plus heureuse de la pleurésie chronique, puisque sur quatorze observations j'ai trouvé onze cas de guérison.

2° *Par l'évacuation du liquide par les bronches.* — Il survient quelquefois, dans le cours d'une pleurésie chronique, une expectoration subite et abondante d'une grande quantité de pus, à laquelle succède un soulagement notable. Cette expectoration est habituellement précédée d'un accès de suffocation qu'elle termine, et ressemble quelquefois à un vomissement. Elle revient à plusieurs reprises et à des intervalles irréguliers, sur lesquels les positions diverses que prend le malade exercent une influence évidente. Ce phénomène est dû à la formation d'une perforation pulmonaire. Il n'est précédé d'une douleur vive et suivi d'une dyspnée intense et persistante que lorsque la perforation est due à la rupture d'une caverne dans la plèvre. — Cette perforation s'accompagne en outre des signes physiques de l'hydropneumothorax.

Lorsque cette évacuation a lieu dans le cours d'une pleurésie partielle, elle peut amener la guérison, et les observations interprétées dans le beau mémoire de M. Cayol ne laissent aucun doute à cet égard. — Mais il n'en est plus de même lorsqu'il s'agit d'une pleurésie générale. Pour que, dans ces cas, la guérison pût avoir lieu, plusieurs conditions seraient nécessaires. Il faudrait que l'ouverture fût assez large pour donner passage à une grande quantité de liquide; qu'elle fût constamment située au niveau de ce liquide, ou bien que, lorsqu'elle s'en éloigne, la rétraction successive des parois thoraciques se chargeât d'amener l'épanchement dans la direction de la fistule. Or, c'est ce qui n'arrive pas. L'ouverture fistuleuse est généralement étroite; elle est, en outre, presque toujours située à la réunion du tiers moyen avec le tiers supérieur. Il en résulte que lorsque le liquide est au-dessous du niveau de cette ouverture, elle ne peut lui donner passage que dans certaines conditions, changement de position, etc.; enfin, le développement du poumon et la rétraction du thorax, ne s'opérant que très-lentement, ne peuvent que très-lentement aussi et difficilement amener le liquide au contact de la fistule. L'observation directe vient d'ailleurs ajouter une nouvelle force à mon raisonnement. Je n'ai trouvé dans la science aucun exemple concluant de guérison de la pleurésie à la suite de l'expulsion du pus par les bronches. J'ai interrogé plusieurs médecins des hôpitaux, aucun n'en a observé. Dans les deux cas que je rapporte, malgré la présence d'une fistule bronchique, il restait, dans la cavité pleurale, 1 à 2 litres de pus qui n'avait pas été évacué.

Je ne vois donc pas sur quoi est fondée l'opinion de MM. Heyfelder et Sédillot, qui prétendent que la terminaison la plus heureuse de la pleurésie chronique est l'expulsion du pus par les bronches.

Si la perforation du poumon est impuissante à amener la guérison d'un épanchement, elle n'en est pas moins, dans ces cas, d'une utilité réelle. D'abord elle offre une voie d'écoulement au liquide, diminue sa quantité, et favorise la rétraction progressive du thorax. De plus, son existence, quand il est survenu une perforation des parois thoraciques, ou qu'on a pratiqué l'opération de l'empyème, semble avoir, ainsi que je l'établirai, une influence incontestable sur la guérison de la maladie. — Comment agit-elle dans ces cas ? Est-ce en faisant l'office d'une sorte de contr'ouverture, et facilitant ainsi l'écoulement du liquide ? ou bien en favorisant la circulation de l'air dans la cavité, et empêchant la stagnation, et par suite l'altération du pus ? Cette dernière opinion me semble confirmée par ma deuxième observation, où, malgré la présence de l'air dans un foyer presque plein, jamais le pus n'offrit d'altération appréciable dans sa qualité ou son odeur. Ces considérations m'autorisent donc à regarder la perforation du poumon dans la pleurésie chronique, non comme un mode de terminaison de la maladie, mais comme un accident assez souvent avantageux, mais quelquefois funeste, puisque MM. Cruveilhier et Heyfelder citent des observations où la mort est survenue, par suite de l'impossibilité d'expulser le pus qui obstruait les bronches.

www.ingramcontent.com/pod-product-compliance
Ingram Content Group UK Ltd.
Pitfield, Milton Keynes, MK11 3LW, UK
UKHW022314120726
13694UKWH00004B/1430